HISTOIRE

DU

COEUR HUMAIN,

OU

MEMOIRES

DU MARQUIS DE***

PREMIERE PARTIE.

A LA HAYE.

M. DCC. XLIII.

HISTOIRE

D U

COEUR HUMAIN.

PREMIERE PARTIE.

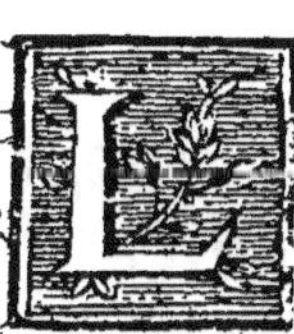ES hommes s'accordent tous en un point, qui est de désirer d'être heureux. C'est le but général ; la difference ne consiste que dans les moyens qu'ils employent pour y parvenir : leurs travaux, leurs soins, leurs craintes, leurs espérances, tout se réunit là ; réussissent-ils

I. Partie.   A

enfin ? l'expérience ne le persuade pas. On cherche la félicité , l'imagination nous la re-
préfente fous un nombre infini
de formes qui n'ont aucun rapport entr'elles : chacun fait choix
de celle qui le flatte davantage ,
il en fait fon idole , il ne tarde
gueres à en être la victime.

Le cœur entraîné par le torrent
des paffions, trop aveugle pour
en connoître l'ufage , fans autre
guide que des défirs effrenés ,
s'y livre avec imprudence , il
n'en jouit pas , il en eft dévoré ;
& ce qu'il croyoit devoir faire
fon bonheur , devient bientôt
l'inftrument de fon fupplice. Ne
pourroit-on pas conclure de-là ,
que nous n'avons que des idées
fauffes de la véritable félicité ?
Soyons-en juges nous-mêmes ;
la légereté de notre ame, qui ne
trouve contre les dégoûts & l'ennui , d'autre reffource que l'in-

constance, pour se dérober à la lumiere d'une vérité si mortifiante, n'en seroit-elle pas une preuve ?

A quoi donc se résoudre, & quel parti prendre ? Faut-il suivre son penchant, ou s'y refuser tout-à-fait ? Ecouterons-nous les mouvemens de notre cœur, ou nous en rapporterons-nous aux lumieres de notre esprit ? Question difficile à décider, sur-tout dans les premieres années de notre vie, c'est le regne de l'erreur ; le sentiment nous séduit, en vain on nous avertit de notre aveuglement, l'illusion est trop flateuse, nous craignons même d'en voir détruire l'enchantement. La réfléxion vient ensuite, mais elle est austere & chagrine, elle effarouche notre délicatesse ; elle est d'ailleurs si lente qu'elle ne prévient pas nos égaremens ; elle ne nous éclaire qu'après notre chûte, & lorſque nous n'avons plus que d'inutiles regrets à lui ſacrifier. Il eſt vrai qu'elle démaſque la vanité des plaiſirs qui nous occupent, qu'elle nous en fait ſentir toute la fauſſeté, mais que ſubſtituer à leur place? Quoique nos yeux ſoyent déſſillés, & que nous rougiſſions de nos foibleſſes, notre cœur ne renonce pas tout d'un coup à ſes égaremens, il ſent avec peine la néceſſité où il eſt d'abjurer une erreur qui le flate, il en gémit encore long-tems avant de connoître combien la vertu eſt aimable, avant de l'aimer ſincerement, & d'être intimement perſuadé qu'elle ſeule peut nous faire goûter les douceurs d'une vie heureuſe, & dont rien ne peut altérer l'ineſtimable tranquillité.

Que n'ai-je été plûtôt inſtruit

d'une vérité si importante ! Que de soins, que d'inquiétudes, que de regrets épargnés ! Falloit-il devoir ma guérison à de si tristes remedes ? Fâcheuse nécessité, d'être obligé d'attendre tout de l'expérience. Nos plus beaux jours se consument dans cette longue étude, à peine suffisent-ils pour apprendre notre leçon, il ne nous en reste pas assez pour la répéter, & l'on ne commence à connoître l'usage de la vie que lorsque la vieillesse nous annonce qu'il est tems de songer à la quitter : on sçait presque vivre quand il faut mourir.

L'aveu de mes foiblesses, & des désordres où m'a plongé l'égarement de mes passions, pourroit être de quelque utilité à ceux qui liront ces Mémoires. Si les hommes sçavoient profiter des exemples, je le désirerois, mais je n'ose m'en flater ; rarement les fautes d'autrui nous rendent sages : & nous entendons si peu nos interêts, qu'il faut que nos propres folies faſſent les frais de notre inſtruction. Convaincu par ma propre expérience de cette vérité, je m'étois condamné au ſilence, ſans vouloir importuner les hommes du recit de mes travers & de mes malheurs. Triſte jouet des caprices du ſort, je me contentois de gémir en ſécret de ſes fautes & des miennes ; car il faut l'avouer, je ſuis au moins auſſi coupable que lui ; j'en ai été ſéverement puni, une ame droite & ſincere, un cœur tendre & reconnoiſſant, méritoient peut-être un peu d'adouciſſement : guéri de la vanité par la vanité même, l'orgueil a peu de part à cette réfléxion.

Je déplorois donc dans l'obſcurité mes chagrins & mes ennuis, & tâchois de rétablir le calme dans mon ame par le fecours de la vertu, lorfqu'il m'a pris tout-à-coup une démangeaifon démefurée d'écrire, à laquelle il ne m'a pas été poffible de réfifter : d'où ce défir peut-il provenir ? C'eft ce qu'il faut développer ; fondons les replis de notre ame , pour tâcher d'en découvrir l'origine. C'eft à quoi je vais m'appliquer. Ami Lecteur, affez defoccupé, pour chercher à vous amufer en lifant ces Mémoires , je ne me ménagerai pas, & dût un refte d'amour-propre en fouffrir , je vais m'efforcer de vous détailler le plus fcrupuleufement qu'il me fera poffible, les raifons qui m'ont porté à me préfenter au grand jour , après vingt années d'une retraite profonde , dans laquelle je fuis demeuré comme enfeveli jufqu'à préfent. Je ne me ferai point de grace.

A iiij

Premièrement, & plus que toute autre chose, l'humeur babillar-
de , inséparable de la vieillesse ,
l'envie d'occuper les autres de
soi-même , la tendresse que nous
avons pour tout ce qui nous touche personnellement , le plaisir
de retracer le petit cercle des
idées que nous avons parcouru ,
la certitude où nous sommes
d'en occuper agréablement les
autres , un levain secret d'orgueil
qui germe sans cesse dans le cœur
de l'homme , qui perce malgré
nous , & nous persuade que nous
sommes dignes d'attirer l'attention ; cela paroîtra peut-être op-
posé à ce que j'ai avancé tout-à-
l'heure , en disant que la vanité
ne me conduisoit pas , mais ce
n'est pas la seule dissonance que
le Lecteur rrouvera en lisant ces
Mémoires , il est bon de l'y ac-
coûtumer de bonne heure , rien

de si contradictoire que l'homme; c'est donc l'indiscrétion & l'amour-propre qui m'engagent à écrire; que sçai-je encore? Le désir d'être plaint, certaine douceur que l'on éprouve en voyant les autres partager nos chagrins. Ne voilà-t-il pas des raisons victorieuses, & plus que suffisantes, pour déterminer l'homme du monde le plus indécis?

Après ce petit préliminaire, trop long peut-être de moitie, je crois pouvoir entrer en matiére, en usant de la précaution d'avertir le Lecteur qu'il ne doit pas s'attendre à trouver dans les Mémoires que je lui présente de ces événemens singuliers qui séduisent l'attention par leur bizarrerie, l'éxacte verité n'est pas féconde en miracles.

La Marquise de *** ma mere étant prête de me mettre au monde, apprit la mort de mon pere tué à la Bataille de * * * ; ainsi je vis la lumiere sans recevoir les careffes de celui à qui je la devois, prélude des malheurs auxquels j'étois réfervé. Les premieres douleurs de ma mere étant appaifées, elle s'appliqua uniquement à me donner une éducation conforme à ma naiffance. Sans vouloir paffer dans les bras d'un fecond époux, quoique dans un âge où peu de femmes auroient été d'humeur à fe facrifier pour les gages de leurs premieres inclinations, elle ne s'occupa que du foin de former mon enfance, & de graver dans mon cœur ces premiers traits que le tems ne peut effacer, & qui décident prefque toûjours de nos mœurs & de notre caractere.

Elle ne fe détermina qu'avec beaucoup de peine à m'envoyer à

Paris pour y faire mes exercices ;
j'y reſtai quelques années ſous la
conduite d'un Gouverneur , auquel on m'avoit confié. Je recevois très - ſouvent de ſes nouvelles ; elle m'exhortoit dans ſes
lettres à me rendre digne de l'auteur de mes jours , & me preſſoit
ſans ceſſe de précipiter, par mon
application , mon retour auprès
d'elle.

Je demeurois à Paris chez le
Comte de * * * qui avoit épouſé
une ſœur de ma mere. Je ne
puis m'empêcher de céder à la
tentation de donner à mes Lecteurs une légere ébauche du caractere de ma tante. Je paſſe ra-
pidement ſur ſa figure , qui n'a-
voit pour lors plus rien d'intereſſant. C'étoit une grande femme
ſéche. La vivacité de ſes yeux ,
quoique petits , lui avoit autrefois donné une phiſionomie ani-

mée, qu'elle avoit eu bien de la peine à défigurer, avec tout l'art qu'elle employoit, pour la rendre encore plus spirituelle, & qui opéroit tout le contraire. Elle avoit naturellement l'esprit fin & juste, & elle faisoit tous ses efforts pour l'avoir faux & superficiel; la force de l'habitude l'y avoit fait réussir, & cela de la meilleure foi du monde; elle ne se doutoit pas seulement qu'il y eut dans l'univers quelqu'un en état de lui disputer la réputation de génie du premier ordre.

Un chorus de prétendus beaux esprits, perpétuels adorateurs de ses travers, l'assiegeoit sans cesse. Environnée d'admirateurs qui se tenoient sans relâche à l'affût, afin de ne pas laisser échapper l'occasion de relever un bon mot & d'applaudir aux moindres cho-

fes qu'elle difoit ; elle fe croyoit
un prodige. De ce fonds inépui-
fabe de bonne opinion d'elle-
même , naiffoit un mépris fou-
verain pour tout ce qui ne fe rap-
portoit pas à fes idées. Toûjours
guindée , elle auroit cru avilir
la dignité de fon efprit en pen-
fant comme les autres ; elle n'a-
doptoit jamais que ce qui portoit
un caractere de fingularité , elle
attachoit même une efpece de
honte à fe prêter aux lumieres
du bon fens , qu'elle ne faifoit
pas difficulté de confondre avec
l'inftinct : fa folie étoit d'être au-
theur ; il fuffifoit d'avoir com-
pofé pour obtenir fon fuffrage.
Quiconque n'étoit pas revêtu de
cet avantage , étoit profcrit. Cela l'avoit rendu fort mauvaife
compagnie pour les perfonnes
de fon fexe , auffi depuis qu'elle s'étoiit entêtée de fes fubli-

mes viſions, avoit-elle vû déſer-
ter la plûpart de ſes connoiſſances. On ne la voyoit plus que
très-rarement & par bienſéance.
Il ne lui étoit reſté, dans cette
déroute preſque générale, que
quelques amies demi - prudes &
demi-ſçavantes, eſpéce d'ambi-
gus groteſques, qui en viſant à
l'eſprit, & n'atteignant jamais
qu'à l'extravagance, rencheriſ-
ſoient encore ſur ſes ridicules,
& cela d'autant plus aiſément
que cette eſpéce de manie leur
étoit naturelle, & que ma chere tante n'y étoit arrivée que par
le ſecours de l'art.

Ces Dames, à force d'étude,
étoient parvenues au point de
ſe rendre inintelligibles; leurs
converſations n'étoient qu'un
tiſſu d'énigmes: toutes à l'envie
diſputoient d'obſcurité, ſans
qu'aucune pût ſe flatter des hon-

neurs du triomphe. Pour achever de rendre cette miſtérieuſe
Société plus délicieuſe, un déluge de petits inſectes du Par-
naſſe, de ces Ecrivains délabrés,
victimes des injuſtices du Public, dont ils n'avoient pu cor-
riger les erreurs, y venoient ré-
gulierement tenir leurs aſſiſes,
& déclamer contre la décaden-
ce du gout & les préjugés du
ſiécle. Chacun étaloit ſes pro-
ductions; l'un venoit d'ébaucher
un Opera, avec lequel il ſe préparoit de terraſſer tous ceux qui
n'étoient pas prévenus en faveur
de ce Poëme, & de leur faire
avouer qu'il eſt ſuſceptible de
beautés, dont il s'attribuoit la
gloire de la découverte. Le ca-
nevas de cette Piéce étoit une
choſe prodigieuſe ; les Actes
conduits avec un art infini, les
gradations nuancées, les incidens

liés fans confufion, la cataftrophe
heureufe & naturelle ; le tout
uni par une contexture admirable, formoit un enfemble parfait.

Après ce modefte préambu-
le, il alloit entrer dans le détail,
lorfqu'il étoit tout-à-coup interrompu par un dramatique naif-
fant, qui venoit enfin, difoit-il,
de mettre au net le projet de fa
Tragédie, fur lequel il demandoit le jugement de la fociété.
Il avoit le jour même enfanté
la quatriéme Scéne du cinquié-
me Acte ; Scéne, ajoûtoit-t-il,
de laquelle dépend la conduite
de toutes mes Pieces. Elle eft
admirable, continuoit - il, en fe
radouciffant d'un air humilié,
jamais fujet plus magnifique ne
mérita d'être traité avec force.
Je ne le dois qu'au hazard ; je
ne comprends pas comment le
Grand Corneille ne s'en eft pas
emparé ;

emparé; car il faut avouer entre-nous, nous n'avons eu que
lui capable de le faifir dans toute fon étendue. Racine l'auroit
manqué, & j'en parlois dernie-
rement avec C. qui eft, fans
contredit, ce que nous avons de
meilleur; il en fut effrayé. Je
fuis un peu embarraffé pour le
titre, & je vous prie de me donner vos avis, aufquels je vous
promets de déférer avec une ab-
négation entiere de mes fentimens; car je me défie de moi-
même, je fuis encore dans le feu
de la compofition; l'enthoufiaf-
me ne me laiffe pas affez maître de moi-même pour avoir le
coup-d'œil jufte. Vous fçavez
que le fujet de ma Piéce eft *Mi-
drac*, *Sidrac*, & *Abdenago*, é-
chappés de la fournaife, où les
avoit fait jetter Nabuchodonofor. Ce qui fait mon indécifion
pour le titre, eft que ces trois

freres ont chacun un rôle si in-
téreffant, que je ne fçai auquel
des trois donner la préférence.
pour fortir d'embarras, j'avois ré-
folu de l'intituler Nabuchodonofor; mais cela fouffre des difficultés. En attendant vos déci-
fions, voici ma quatriéme Scéne.

Cette ridicule Scéne , dont
j'épargne l'ennui au Lecteur ,
étoit fuivie du récit du dénoue-
ment, dans lequel, à ce que difoit l'Auteur, Nabuchodonofor
touche d'un miracle. fi furpre-
nant , abjuroit le Mahométifme
& fe rendoit Chrétien.

Ce burlefque projet ne manquoit pas d'enlever l'admiration
de toute l'affiftance. On en venoit
enfuite aux autres ouvrages, des
odes fur un chien perdu, quelques
points d'hiftoire réduits en Epi-
grammes , & de la morale en
madrigaux & en fonnets.

Voilà à peu près de quelle ef-

pece d'originaux étoit compo-
sée la Cour de ma raisonnable
Tante, à laquelle présidoit un
vieux Mathematicien, oracle de
l'assemblée. Je n'ai jamais vû
Geometre plus dégoutant, plus
insipide & plus ennuyeux. Dans
le milieu d'une peruque énorme,
laquelle aux depens d'une partie de sa couleur naturelle, avoit
résisté aux outrages d'un demi
siecle, paroissoit je ne sçais quoi
qu'on jugeoit être un visage, à
deux cavités placées au-dessous
d'une espece de front jaune &
plissé. Deux prunelles avoient
jadis habité les bords de ces per-
tuis, dont pour lors elles occupoient les extrémités opposées.
Un nez long & tranchant sur
lequel la crasse baptismale avoit
incrusté diverses figures bizarres,
distilloit le tabac en rubis; à quelque distance s'enfonçoit une
bouche, dont les mâchoires pe-

fantes ne fe mouvoient qu'à force de machine, pour livrer paffa-
ge à deux ou trois axiomes ufez,
avec lefquels ce Venerable perfonnage prétendoit rendre raifon
de tout, animal au refte froid &
taciturne, il daignoit rarement
prononcer fes Arrêts, encore fe
fervoit-il d'expreffions fi louches,
qu'il falloit avoir toutes les en-
vies du monde d'y comprendre
quelque chofe pour l'entrevoir :
on ne le concevoit pas; on le devinoit. Il n'avoit pas, difoit-on,
l'élocution lucide ; mais en récompenfe, il difoit des chofes
très fenfées, & penfoit avec une
folidité furprenante. C'étoit de
ces génies robuftes aufquels il
falloit faire grace de la forme en
faveur du fond.

L'agréable Ecole pour un
jeune homme qui ne faifoit que
d'entrer dans le monde. On peut
juger à quel point je fus fenfible

aux douceurs de cet aimable cercle : heureusement pour moi on me regarda comme un enfant sans consequence, & qui étoit trop dissipé pour meriter qu'on prit soin de son instruction. Ma chere Tante ayant sondé mon gout dès les premiers jours, & ne me trouvant pas sans doute un genie propre à représenter un éleve capable de lui faire honneur, m'abandonna à mon imperitie ; je fus relegué comme un petit profane, indigne d'être admis au mystéres de son importante érudition. Le Comte son mari, entre les mains duquel elle m'avoit résigné, se chargea de moi avec plaisir.

C'étoit un de ces vieux militaires, qui par un long usage du monde, ont encore perfectionné les lumieres naturelles de leur raison ; leur esprit ne doit rien du tout à l'art ; il n'a obligation de

ce qu'il eſt qu'à lui-même ; l'expérience lui tient lieu d'étude.
Des maniéres ſimples & unies,
une politeſſe aiſée, une franchi-
ſe aimable & engageante vous
previennent d'abord. Vous ne
vous trouvez jamais contraint ni
embarraſſé avec de pareils ca-
ractéres. On diroit qu'ils ne ſont
occupés que du ſoin de vous
mettre à votre aiſe. Leur ame
fait, pour ainſi-dire, connoiſſance
avec la vôtre dès la premiere entrevûë. Leur cœur veut vous gagner, & ne manque jamais d'y
réuſſir ; il n'a qu'à ſe montrer tel
qu'il eſt pour être aſſûré de ſa
conquête : vous vous livrez avec
plaiſir aux ſentimens de reconnoiſſance & d'amitié que meri-
tent la candeur, la généroſité &
la probité : car leur air exprime
toutes ces vertus, & cela naturellement, ſans affectation ; il ne
les affiche pas, il les peint, & il

est impossible de s'y refuser.

Je crois m'appercevoir qu'insensiblement je deviens faiseur de portraits, il ne me manquoit plus que cela; je ne sçai trop ou j'ai contracté cette manie ; c'est peut-être un mal épidémique ; je n'ai pu me préserver de la contagion. Rien de si pernicieux que l'exemple, il y a de certains modeles qui nous gâtent , malgré les efforts que nous faisons pour nous en écarter. Au surplus, ce défaut, si c'en est un, n'est peut-être pas tout-à-fait inexcusable , il sert à voiler la sécheresse du fonds. Combien il y-a-t'il de ces Livres dont il ne resteroit presque rien, si l'on en supprimoit les réfléxions & les portraits. Le tout est de bien peindre, & de réfléchir juste. Revenons au Comte de *** il s'étoit chargé , ainsi que je l'ai dit , d'avoir soin de moi; je le suivois par-tout, il me préfenta dans toutes les maifons de fa connoiffance, où j'étois reçu avec les égards dûs à fon rang, & à la confidération particuliere que fon merite lui avoit acquife: Les attentions que l'on paroiffoit avoir pour moi flattoient mon petit amour-propre. J'étois charmé de m'appercevoir que j'étois compté pour quelque chofe dans la focieté: cela me défit d'un certain air de rudeffe & de timidité qu'on apporte de la Province. En effet rien ne forme tant un jeune homme que de lui faire fentir qu'on s'occupe de lui, qu'on le regarde comme quelqu'un, cela l'engage à faire fes efforts pour fixer les regards agréablement : il cherche à plaire & ne tarde gueres à comprendre qu'il ne peut y parvenir qu'en fe rendant aimable. Il eft heureux de fçavoir ainfi mettre à profit les mouvemens de fa vanité ; ce-

la

la s'appelle tirer parti de tout. Il feroit à souhaitter qu'on pût faire le même usage de toutes les autres passions.

J'entrois dans ma quinziéme année ; c'est ordinairement à cet âge que les passions commencent à prendre l'essort, & voltigent autour des barrieres qui les ont retenues jusqualors. Mes exercices & mes occupations journalieres étoient une trop foible digue pour arrêter le torrent de mon naturel. Mon cœur s'égarant dans un cahos de désirs inconnus, & qu'il ne pouvoit définir, soupiroit confusément après un état plus heureux qu'il se figuroit en mille manieres differentes, sans qu'aucune pût le satisfaire.

J'ai plusieurs fois réfléchi sur cet état, & je pense en avoir démêlé la cause. Incapables de nous suffire à nous-mêmes, nous éprouvons au-dedans de nous un vuide qui nous fait sentir qu'il nous manque quelque chose ; sans pouvoir nous dire claire-ment ce qui nous manque. Les impreslions que les objets exté-rieurs font sur nos sens , nous frappent & nous étonnent : notre ame qui étoit tombée dans une espece d'engourdissement, abba-tuë par le désespoir de trouver ce qui lui est propre, s'émeut a-lors , & croit que c'est un aver-tissement pour elle de voler à la felicité qui se présente ; mais elle ne tarde guere à reconnoître son erreur ; l'apparence l'avoit séduite, la realité la détrompe; nouvel abbatement, illusion qui lui succede, jeu de l'imagination, délire perpétuel, quoique tou-jours abusée , courant sans cesse après l'ombre fugitive d'un bon-heur qu'elle n'atteint jamais.

Telle étoit la situation où je

me trouvois alors ; l'uniformité de ma vie commençoit à me pe-fer , tant de tranquilité m'en-nuyoit. Heureufe fécurité dont j'ignorois le prix , falloit - il te perdre pour fentir combien tu es eftimable !

Je ne connoiffois encore que le nom de l'amour ; ce que la lecture de quelques Romans m'en avoit apris, ne m'avoit pas rendu fort éclairé fur cet article; ces fortes de livres ne m'en a-voient préfenté qu'une ébauche informe que la nature méconn-noiffoit. Cette tendreffe alambi-quée, toûjours plaintive, toûjours languiffante , me paroiffoit une chimere que le bon fens ne pou-voit admettre. Cependant parmi les différentes efpéces de félicités qu'enfantoit mon imagination , les charmes d'une inclination mutuelle étoient ce qui m'arrê-toit d'avantage , ils me fixoient ;

mon ame enchantée se perdoit dans une foule d'idées délicieu-ses qui l'occupoient agréable-ment ; j'avois peine à quitter ce voluptueux désorde , j'y reve-nois sans cesse avec un plaisir inexprimable, & qui avoit toû-jours pour moi les graces de la nouveauté. Que je me formois de douces images de la realité , puisque l'ombre même faisoit sur mon cœur de si vives impressions!

Je ne pouvois pas demeurer long-tems dans cette situation; je cherchois avec trop d'ardeur la perte de ma liberté pour n'y pas réussir : un moment pouvoit en faire naître l'occasion, & ce moment n'étoit pas loin.

J'étois un jour à l'Opéra ; mon Gouverneur & le Comte de * * * causoient ensemble en attendant que le Spectacle com-mençât. Pour moi, je m'amu-sois à considerer les personnes dont la salle étoit déja remplie lorſqu'on ouvrit la loge qui joignoit celle où nousétions, je détournai la tête , jappercus trois Dames extrêmement parées qui me parurent des femmes de diſtinction , elles prenoient leurs places pendant que j'étois occupé à les examiner. Entre ces trois Dames il y en avoit une dont l'aſpect m'éblouit ; elle fixa mes regards , elle avoit effectivement un air qui effaçoit les deux autres. Le Comte de *** qui s'étoit retourné , ainſi que moi lorſquelles étoient entrées , les ſalua de l'air dont on ſalue des perſonnes de connoiſſance. J'en fus charmé ſans ſçavoir pourquoi , il s'approcha enſuite de cette Dame que je trouvois ſi belle. Mon Dieu , Madame lui dit-il , c'eſt donc comme cela que vous trompez vos amis , vous êtes à Paris lorſqu'ils vous croyent à la campagne. J'y étois en effet reprit-elle, je n'en suis revenuë que d'hier au soir. Avancez M. le Marquis, me dit mon Oncle, voilà, Madame, pourfuivit-il, le fils de Madame la Marquife de *** que jai l'honneur de vous préfenter. Au nom de ma mere, elle fit une exclamation. La Marquife de *** s'écria-t-elle ! Eh comment fe porte-t-elle ? Veut-elle toujours s'obftiner à demeurer dans le fonds de fa Province ? Ne fe laffe-t-elle pas de s'y ennuyer, & de chagriner fes amies, qui n'ont pû jouir d'elle depuis la mort de fon mari? Que je lui en veux de mal ! Je lui pardonne cependant une partie de fes torts avec nous en faveur d'un auffi aimable fils. Je répondis à cette Dame que je m'eftimois fort heureux d'obtenir des graces d'elle pour la premiere fois que j'avois l'honneur

de la voir. Pendant ce tems-là
elle m'examinoit ; je crus lire
dans ſes regards que l'examen
ne m'étoit pas déſavantageux ;
la bonne opinion qu'on a de ſoi-
même eſt ingénieuſe, elle ne laiſſe rien échapper , & ſaiſit j'uſ-
qu'aux moindres bagatelles.

L'ouverture interrompit notre
converſation. Après le ſpectacle,
auquel je prêtai moins d'attention qu'à l'ordinaire , je donnai la
main à Madame Dornane (c'eſt
ainſi qu'elle ſe nommoit) nous
nous ſéparâmes avec promeſſe
de lui aller rendre mes devoirs
le lendemain. Je rentrai fort content de ma journée , mon cœur
avoit de l'occupation ; c'eſt ce
que je déſirois depuis long-tems.

Je ne manquai pas le lendemain de faire reſſouvenir le Comte de *** que nous avions une
viſite à rendre. je fus encore plus
ſatisfait de cette ſeconde vûe

que de la premiere. J ne m'imaginois pas qu'il fût poſſible d'avoir plus d'amour que je n'en avois, Oh pour le coup je me crus épris tout de bon. Juſqu'alors réſolu d'aimer, j'étois toûjours demeuré indécis ſur le choix.

Le Dernier objet que je venois de quitter étoit toûjours celui que je croyois le vainqueur, mais cette impreſſion étoit auſſitôt effacée par le premier qui ſe préſentoit. Etrange manie de la jeuneſſe, elle ſe précipite d'elle-même au-devant des coups, elle embraſſe avec joye les apparences trompeuſes de ces inclinations précoces, elle fait tous ſes efforts pour brûler de ce feu qu'elle ne fait qu'entrevoir, elle réunit tout ce qu'elle a de ſenſibilité; & ne pouvant obtenir ſa défaite de tant d'eſſais inutilement réiterés, elle ſe reproche, comme un défaut, ce prétendu manque de fentiment. L'inftant fatal qui doit décider arrive-t-il, on y apporte fouvent autant de ré- fiftance ; il femble que l'ame aye alors un fecret préfentiment des malheurs qu'entraîne après elle cette malheureufe paffion ; elle fe replie, pour ainfi-dire, fur elle-même, elle cherche à fe garantir du coup qui la menace, le cœur fe reffere ; mais il ren- ferme avec lui le trait qui l'a frappé ; il n'eft plus tems, la blef- fure étoit déja faite avant que nous euffions fongé à la parer. Cette heure n'étoit pas encore arrivée : mon ame n'étoit pas affez formée pour fe familiarifer avec le férieux d'une inclination décifive. J'étois dans cet âge heu- reux où le cœur commence à fe développer ; la tendreffe dont il eft affecté pour lors, plus active que réfléchie, ne lui laiffe pas le tems de raifonner, il n'envifage l'amour que du côté des plaifirs : fenfible aux feules impreffions de la volupté, il gliffe fur les rafinemens d'une paffion délicate; les détails ne font pas encore de fon reffort. Par dégrés, fa vivacité fe rallentit; il devient plus difficile à fatisfaire, il faut un nouveau vehieule pour le ranimer; fes défirs font plus recherchés, un mouvement fimple ne l'agiteroit pas affez; il multiplie, pour ainfi - dire, fes fentimens en augmentant les objets qui les font naître; mais qu'il paye bien cher le frivole honneur d'aimer avec décence. Les craintes, les inquiétudes, les embarras, la jaloufie, voilà le fruit de la difcution. Enfin, après avoir épuifé les fentimens d'une paffion méthaphifique, dégouté des réfléxions & du raifonnement, il revient à fa premiere habitude de ne fe livrer qu'au penchant flateur des fens : fi cet état ne fait pas honneur à fa délicateffe, la commodité, du moins, le dédommage.

Madame Dornane, dont je parlois tout-à l'heure ; cette Dame, de qui la figure m'avoit paru fi féduifante, étoit une veuve qui pouvoit avoir environ trente-cinq ans ; je dis trente-cinq ans, quoiqu'à la voir, on ne lui en eut donné que ving-cinq ; mais elle avoit de ces vifages qui affichent toujours un tiers au moins au-deffous de leur jufte valeur ; elle avoit été fort belle dans fa premiere jeuneffe, un air du monde, de l'enjouement, des graces, je ne fçai quoi de férain & de riant répandu dans fes manieres libres & engageantes, tout cela lui donnoit encore une apparence d'éclat, & remplaçoit une partie de fes charmes, qui commençoient à s'éclipfer : il ne

tenoit à presque rien qu'on ne la
trouvât jeune, il n'étoit besoin
pour cela que d'aider un peu à
la lettre, ce qui étoit fort facile,
pour peu qu'on eut de bonne
volonté; & j'en avois beaucoup,
cela ne doit pas être surprenant
à l'âge que j'avois pour lors;
c'est une saison de faveur & de
miséricorde, s'il m'est permis de
me servir de ce terme, pour les
visages qui ont perdu quelques
nuances de leur premiere fraî-
cheur; on n'a pas la force d'en
faire une rigoureuse critique, ils
passent à l'indulgence de l'examen. Ajoûtez à ce que j'ai déja
dit, une taille noble & aisée,
quoiqu'un peu trop chargée,
une démarche & un port de
Reine, une phisionomie ouverte, des yeux tendres, dont le
feu, à la vérité, avoit perdu de sa
vivacité, mais touchans dans leur
langueur, de ces yeux où l'amour

a, pour ainsi dire, laissé son empreinte, qui en conservent encore long-tems le caractere, & dont les traits sçavent rendre interessantes jusqu'aux ttaces de la beauté.

Je la voyois très-souvent ; je m'étois fait insensiblement une habitude de la trouver aimable. L'air de bonté avec lequel elle me traitoit, & les petites distinctions que je lui remarquois pour moi, avoient peut-être déterminé mon amour-propre en sa faveur. La vanité est reconnoissante, elle tient un compte fidèle des moindres égards qu'on a pour elle. J'éprouvois une satisfaction sécrete à me dire que Madame Dornane étoit charmante, & que je devois être flaté d'en être reçû avec complaisance ; je m'imaginois un plaisir infini à la rendre sensible, mais je ne sçavois comment faire pour y par-

venir ; toûjours gêné par la préfence du Comte de * * * ou de
mon Gouverneur ; la contrainte
qu'ils impofoient à mon ardeur,
me fatiguoit extrêmement ; j'aurois défiré me trouver feul avec
elle, quoique je ne fuffe pas affez
expérimenté pour envifager du
premier coup - d'œil les délices
d'un tête à tête dans toute leur
étendue, cependant j'en entre-
voyois une partie ; je ne pouvois
m'en retracer l'idée fans être
ému ; mais par quel moyen me
le procurer ? c'eft ce qui m'em-
baraffoit ; j'y rêvois fans ceffe, &
mon imagination ne me fournif-
foit aucun expédient, cela m'im-
patientoit ; j'étois encore trop
jeune pour pouvoir me faire un
amufement de mes défirs, ils
m'agitoient avec trop de violence ; il m'étoit impoffible de les
arrêter aux douceurs de la fimple
fpéculation, ils avoient befoin

d'une nourriture plus folide. Comme je défefperois prefque d'y réuffir, mon Gouverneur tomba malade; uniquement oc- cupé de mon penchant pour Ma- dame Dornane, je compris tout d'un coup de quelle utilité pou- voit m'être cette indifpofition; je réfolus de faire ufage de la li- berté qu'elle me laiffoit.

Je n'en laiffai pas échapper l'occafion; dès la premiere fois que le Comte de * * * fortit fans moi, je me préparai, fous pré- texte de l'aller rejoindre, à ren- dre une vifite à Madame Dor- nane; j'employai à m'ajufter le peu d'art que l'envie de paroî- tre aimable put me fuggerer; j'avois jufques-là fait peu d'atten- tion fur ma petite figure, je ne fongeois pas aux avantages qu'on en peut tirer; je ne la croyois de nulle reffource, & la laiffois aller fur fa bonne-foi. Je m'avi-

fai pour la premiere fois, d'y faire
férieufement réfléxion , je con-
fultai le miroir comme le feul
oracle auquel je pouvois avoir
recours ; je fus affez content de
fa réponfe. La bonne opinion
qu'on a de foi, rend ordinairement de facile compofition fur
tout ce qui nous touche perfon-
nellement ; on défire de plaire ,
& l'orgueil ne tarde pas à nous
perfuader que nous nous ferions
tort de douter un inftant de la
réuffite.

On reproche la coquetterie
aux femmes , en fommes - nous
plus exempts qu'elles ? Rendons-
nous juftice. La nôtre, plus diffi-
mulée, voudroit fe rendre imper-
ceptible ; c'eft une hypocrite qui
fait la grimace , & fi mal-adroi-
tement , qu'elle perce fouvent
malgré les efforts que nous faifons pour la voiler : celle des
femmes plus naturelle, & moins
foigneufe

foigneufe de fe cac[ ], eft peut-
être plus raifonnable. Nous ferions honteux de la faire paroître
au-dehors, & nous ne nous efti-
mons pas affez pour en rougir
vis-à-vis de nous-mêmes ; de-là
naiffent les précautions que nous
prenons afin de la dérober ; nos
feintes négligences, nos affecta-
tions d'oubli, & le mépris im-
pofteur que nous en faifons ; fa-
tisfaits d'en impofer aux autres,
nous nous embarraffons peu d'ê-
tre ridicules à nos propres yeux ;
les femmes n'y cherchent pas
tant de façons, certaines que
cette foibleffe, fi c'en eft une,
eft générale, elles y cédent de
bonne grace ; notre coquetterie
eft précieufe, la leur eft naïve.
Quelque bien avertis que nous
foyons, qu'elles veulent nous
tromper, nous ne pouvons nous
deffendre de leurs coups, elles
font fûres du triomphe ; & malgré

I. Partie.   D

notre injuſte critique, dont elles ſçavent faire le cas qu'elle méri-te, elles ſe ſoutiennent dans la poſſeſſion où elles ſont du droit de plaire ; droit que nous vou-drions leur conteſter en vain : le ſuccès les juſtifie.

Mes préparatifs étant ache-vés, & ayanr reconnu après m'être examiné que je pouvois m'avanturer avec confiance, je volai où l'amour m'appelloit. Mille projets ſur la route, je me croyois déja un petit conqué-rant, mon imagination me fai-ſoit anticiper ſur ma bonne for-tune, cela me rendoit plus eſti-mable pour moi-même, je me regardois avec une ſorte de reſ-pect. A meſure que j'approchois, je ſentois mon cœur plus agité qu'à l'ordinaire ; mon émotion redoubla en entrant : il ſembloit que mon ame ne pouvoit ſuffire à contenir toute la joye dont elle étoit pénétrée ; je traverfai les appartemens avec rapidité, j'ouvris moi-même, fans m'être fait annoncer, la porte d'un cabinet où fe retiroit ordinairement Madame Dornane, lorfqu'elle étoit feule ; elle étoit occupée à lire, & diftraite fans doute, ce qui me donna la liberté, pendant quelques inftans, de la confiderer à mon aife. Elle étoit affife négligemment fur un fopha dans l'attitude d'une perfonne qui croit n'avoir point de témoins. La fituation dans laquelle elle étoit, offrit à mes regards la jambe la mieux formée que j'euffe jamais vû ; cet afpect me troubla, j'étois tranfporté, je fentois courir dans mes veines un feu délicieux qui me mettoit hors de moi. Je ne fçai pourquoi j'ai toûjours été fenfible à cette efpece de beauté. Elle revint de fa diftraction, & fe remit dans une pofture plus

D ij

décente ; ce qui mortifia ma curiofité. Ah, c'eſt vous, Monſieur
le Marquis, me dit-elle ! Vous
venez ſans doute me tenir compagnie, je vous en ſuis obligée :
Ma ſolitude commençoit à m'ennuyer. Qu'avez-vous donc fait
de Monſieur votre oncle, continua-t-elle ? je croyois le trouver ici, Madame, lui répondis-
je, mon Gouverneur eſt malade, & je venois chez vous dans
l'eſpérance d'y rencontrer Monſieur le Comte. Je ne dois donc
pas, repliqua-t-elle en ſouriant,
vous avoir obligation de votre
viſite. Son deſſein ſans doute étoit
de m'embarraſſer, cela effectivement penſa me démonter. Je ne
voulois pas qu'elle devinât trop
le motif qui m'amenoit, & cela
ſans pouvoir me rendre raiſon de
ce ſentiment. D'un autre côté
auſſi j'aurois été au déſeſpoir de
paſſer pour impoli, cette der-

niere réfléxion m'aida à furmonter ma timidité. Je puis vous af-
furer, Madame, lui dis-je, que
quelque amitié que j'aye pour
mon cher Oncle, je ne l'aurois
pas cherché ailleurs avec tant de
plaifir qu'ici, parce que cela m'a
procuré l'honneur de vous faire
ma cour, liberté que je n'aurois
peut-être pas ofé prendre fans
cela. Mais, continuai-je, en fei-
gnant de me retirer, de l'air de
quelqu'un qui ne défire rien tant
que d'être retenu, j'ai peut-être
mal pris mon tems, Madame,
vous étiez occupée à lire lorfque je fuis entré, ma vifite pourroit être indifcrette. Oh ! pour
cela, Monfieur le Marquis, dit-
elle, vous ne vous en irez pas,
vous refterez, s'il vous plaît,
c'eft une petite malice que je
fuis réfolue de vous faire. Elle
me fit en même-tems affeoir auprès d'elle. Ce petit préliminai-

re de converſation ne m'avoit pas
fait oublier ce que j'avois vû dabord. J'étois toûjours occupé de
cette jambe qui m'avoit frappé ;
je jettois de momens à autres
des regards timides pour voir ſi
elle ne s'offriroit pas encore á
mes yeux ; mais en vain, je n'en
appercevois plus que l'extremi-
té ; ce qui me la déroboit, irritoit encore mes déſirs. Je ne
concevois rien aux mouvemens
de mon cœur ; j'étois ſurpris de
me trouver tant d'émotion pour
quelque choſe que j'avois regardé juſques - là comme un objet
fort ordinaire. J'y revenois ſans
ceſſe, je brûlois du déſir de la
revoir encore ; j'aurois, je penſe, tout ſacrifié pour un inſtant
de cette vûe : cette idée, dont je
ne pouvois me défaire, me fit
pouſſer un ſoupir, ſans faire attention que je n'étois pas ſeul.
Vous ſoupirez, Monſieur le Mar-

quis, me dit en riant Madame Dornane ; qu'est-ce que cela signifie ? sans votre âge on vous croiroit amoureux. Cette remarque de mon âge ne me fut point du tout agréable, elle me parut de mauvais augure : mon Dieu, que j'étois fâché d'être si jeune ! que j'en étois honteux ! Comment oser avouer mon amour ? Je m'imaginois déja qu'on m'alloit plaisanter. Il sied bien effectivement, me disois-je tout bas, d'avoir la hardiesse d'aimer à quinze ans. Un enfant : oui un enfant, je ne me regardois pas autrement ; Madame Dornane m'avoit, pour ainsi dire, mis vis-à-vis de moi-même ; par cette observation si déplacée sur ma jeunesse, cela m'avoit rendu si petit que j'en étois humilié, confondu ; jamais coquette, je crois, ne pourroit ressentir plus vivement les reproches qu'on lui fe-

roit de ſes années. Cette mortification me terraſſa au point, que
je ne pus que répéter après elle,
amoureux . . . . . . & puis j'en demeurai là, ſans avoir la force de
pourſuivre. Mais, à votre ton,
pourſuivit Madame Dornane, on
croiroit effectivement que vous
le feriez, cela feroit plaiſant.
Qu'on juge ſi de pareils diſcours
étoient propres à me raſſurer.
Au moins, Monſieur le Marquis,
continua-t-elle, vous ſçavez que
je ſuis de vos amies ; je ſerai votre confidente, vous ne pouvez
me refuſer : allons, ouvrez-moi
votre petit cœur. Cet air leger
que Madame Dornane conſervoit
toujours en m'interrogeant ; ce
ton badin qui m'annonçoit d'une
maniere ſi inſultante que je n'é-
tois qu'un enfant ſans conſéquence, me déſeſperoit. Vous devez
compter ſur ma diſcrétion, diſoit-elle : eſt-ce que vous en doutez ?

tez ? Hé ! mais, Madame, repli-
quai-je, je n'en doute pas ; mais
est-ce qu'on est amoureux à mon
âge ? Vous m'avez tout-à-l'heure
fait sentir qu'on ne devoit pas
l'être ; croyez - vous que j'aye
envie qu'on se mocque de moi ?
Il est fâcheux d'être ridicule, &
je serois au désespoir d'être dans
le cas de jouer un pareil person-
nage. On n'est pas ridicule pour
aimer, reprit-elle, mais cela est
trop charmant ; & qui vous dît
qu'on vous plaisanteroit si vous
étiez amoureux ? Mon pauvre
Marquis, votre crainte & votre
embarras m'en apprennent plus
que vous ne m'en diriez : vous
êtes amoureux, j'en suis sûre.
Eh non, Madame, repris-je, je
vous proteste que je ne le suis
point ! Ah le petit dissimulé ,
dit-elle ! vous ne voulez donc
pas en convenir de bonne foi ?
Oh bien ! je sçai votre sécret ;

I. Partie.   E

vous refufez de me l'avouer , &
je vous déclare que je ne fuis
pas obligée de le taire. Ah mon
Dieu , repliquai - je vivement !
n'en parlez pas, Madame, je vous
en conjure. En difant cela , je
prenois une de fes mains que je
baifois , pour donner plus de
poids à mes prieres & les rendre
efficaces. Encore , dit-elle , j'aime qu'on foit raifonnable , & je
vous fçai gré de l'aveu , quoiqu'un peu involontaire. Vous aimez donc , c'eft une chofe avé-
rée. Songez, Madame, que vous
m'avez promis le fécret. Oh !
pour cela , continua-t-elle , &
toujours en plaifantant , vous
pouvez être affuré de mon fi-
lence ; mais , mon cher Marquis,
il faut le mériter tout-à-fait. Vous
m'avez bien dit que vous aimiez,
mais ce n'eft pas là le plus inte-
reffant ; je ne connois point l'objet de votre paffion ; & pour être

confidente dans les régles , je dois en être inftruite. Eh bien ! Monfieur , dois-je efperer de votre complaifance , que vous ne m'en ferez pas un myftere ? Ici mon embarras redoubla : que répondre ? On me preffoit vivement : je ne fçavois quel parti prendre. Lorfque mon cœur agité par la violence de fes défirs , alloit s'expliquer , un regard critique & malin l'effarouchoit ; mon fecret, prêt à fortir, expiroit fur mes lévres. Je regardois Madame Dornane en tremblant ; j'étois vis-à-vis d'elle dans la fituation d'un criminel devant un juge inéxorable ; ma timidité me faifoit enfuite baiffer les-yeux , je cherchois en moi-même quelque faux-fuyant pour éluder un éclairciffement. Vous balancez , pourfuivit-elle ; vous me refuferez donc impitoyablement ce que je vous demande avec tant d'inftan-

ces ? Je me croyois de vos amies
jufqu'à préfent, & je m'attendois
à plus de confiance, mais je vois
bien que je me fuis abufée. En
vérité, Madame, répondis-je,
avec un ris forcé, que j'effayois
en vain de rendre naturel, que
vous êtes bonne de prendre la
chofe férieufement; vous avez
plaifanté dabord; je me fuis prê-
té au badinage, voilà tout; &
je vous affure, de bonne foi, qu'il
n'eft rien du tout de ce que vous
imaginez. Je penfois en être quitte par cette défaite, & je m'ap-
plaudiffois déja de mon adreffe;
mais je me trompois. Vous récidivez donc, petit incorrigible,
me dit-elle; avez-vous déja oublié nos conventions ? Prenez-y
garde au moins, je vous trahi-
rai. Ciel ! repris-je, que vous êtes
cruelle ! Quel plaifir vous faites-
vous de me défefperer ? Oh, pour
cela, je vous plains beaucoup,

répondit-elle ! Je suis bien méchante, j'en conviens, mais qu'y faire ? Il faut vous résoudre, car je vous avertis qu'il n'y a point de grace à espérer avec moi, je suis infléxible. Vous vous efforcez vainement de m'attendrir, poursuivit-elle, voyant que je lui prenois les mains ; point de quartier, il faut satisfaire ma curiosité. Pendant ce discours, une de ses mains que je tenois, étoit en proye aux plus tendres supplications, je la mangeois de baisers. Vous avez beau faire, ajoûta-t-elle, vous ne gagnerez rien, sans une réponse positive ; il n'y a point de repos pour vous à espérer ; je veux absolument sçavoir le nom de la personne qui a produit une flamme si discrete. Vous ne m'échapperez pas. Je ne cherchois pas non plus à m'échapper ; je me tenois toujours constamment attaché à cette main, que je ne quittois pas ; j'y portois mes lévres à tout moment. Je m'accoutumois infenfiblement à ce petit jeu, il me donna un peu plus de hardieffe. Je levai les yeux fur Madame Dornane, je rencontrai les fiens, ils me cauferent un trouble que je ne puis exprimer ; les battemens précipités de mon cœur interrompoient ma refpiration ; je me fentois le vifage tout en feu, caufé par les differentes paffions dont mon ame étoit agitée, qui ne pouvoient s'y peindre fans, pour ainfi dire, s'entre. choquer. J'étois prefque tout entier à l'amour ; un refte de timidité le captivoit encore, mais il s'éclipfoit à vue d'œil. Cet aveu, que Madame Dornane exigeoit avec tant d'empreffement, commençoit à ne plus me paroître fi effrayant: mon fecret ne tenoit plus qu'à un filet.

Il étoit impoffible que Ma-

dame Dornane se méprit aux
impressions que devoit faire sur
elle le désordre dans lequel j'é-
tois ; ce qu'il avoit d'équivoque,
ne l'étoit pas assez pour lui faire
illusion ; mais il est de certaines
choses sur lesquelles il est agréable quelquefois de s'étourdir.
L'ame refuse de se rendre raison
à elle-même de ce qu'elle voit,
elle échappe aux réfléxions à la
faveur d'une feinte négligence ;
elle n'envisage pas les consé-
quences, elle veut se persuader
du moins qu'elles ne sont pas
dangereuses. Pourquoi s'appercevoir du péril ? Il est si fatiguant
de se tenir sur la deffensive : un
instinct secret dit tout bas qu'il
est si doux de s'y livrer ; l'aveuglement continue, on s'engage
par dégrés ; le moment de la défaite approche, on succombe
avec la satisfaction de n'avoir
presque rien à se reprocher : on

en accuſe la ſurpriſe ; qu'il eſt aimable & conſolant de pouvoir ainſi ſe juſtifier !

Vous obſtinerez-vous encore long-tems, me dit Madame Dornane, d'un ton qui avoit quelque choſe de plus affectueux ; elle ſentoit peut-être que j'avois beſoin d'être encouragé. Eh bien, lui répondis-je ! promettez - moi que vous ne vous moquerez pas de moi. Oui, je vous le promets : ce n'eſt pas encore tout, Madame, il faut que je ſois aſ-furé que vous ne vous fâcherez pas. Eh ! mon Dieu non, reprit-elle avec un petit mouvement d'impatience, qui m'annonçoit qu'il ſe pouvoit bien faire que le ſecret commençât à devenir intereſſant pour elle. Songez bien, Madame, à quoi vous vous engagez, continuai-je ; n'allez pas me manquer de parole. Ne craignez rien, repliqua-t-elle : Eh bien, Madame, j'aime !. . . . . . Mais vous allez vous mettre en colere. Non, je ne m'y mettrai point : ah Ciel, que de myſteres ! Vous aimez : qui ? . . . Tenez, Madame, lui dis-je, regardez-moi, cela me rendra plus hardi. Je vous regarde, Monſieur, reprit-elle : en eſt-ce aſſez ? Oui, Madame, répondis-je ; mais ne détournez pas vos yeux des miens : là, ne devinez-vous pas ? je n'ai pas le don de deviner ; en diſant cela, elle ſourioit. C'eſt par malice pure que vous ne voulez pas deviner, lui dis-je. Oh ! pour cela, vous êtes bien méchante ; mais pour vous punir, je vais vous l'apprendre, car je ſçai bien que vous en ferez fàchée. Et moi, pour vous punir vous-même, répondit-elle, je ne veux plus rien ſçavoir. C'étoit là juſtement le moyen de précipiter l'aveu.

Je ne pus tenir davantage contre cette feinte réſiſtance : Oui, Madame, pourſuivis-je, j'aime à la fureur… Je m'arrêtai un inſtant, & je prononçai enſuite avec rapidité : Madame Dornane, en baiſant avec tranſport une de ſes mains, que je n'avois pas abandonnée. Me voilà payée de ma curioſité, s'écria-t-elle, en éclatant de rire ; en vérite je ne m'y attendois pas : vous êtes un petit fripon, qui croyez m'échapper par ce moyen-là ; mais je ne vous tiens pas quitte ; ne vous flattez pas de m'en impoſer, je veux abſolument ſçavoir la vérité. Malgré ſes diſcours je penſe qu'elle eût été mortifiée que cette vérité, dont elle paroiſſoit ſi avide, n'eût pas été concluante en ſa faveur.

J'étois trop occupé pour m'amuſer à lui répondre. Je ne fus pas plûtôt délivré des peines que venoit de me coûter ma déclaration, que je me fentis tout autre; il fembloit qu'on m'avoit foulagé d'un fardeau, dont le poids m'accabloit : plus de craintes , plus d'embarras ; la hardieffe , l'effronterie même avoient fuccedé à ma timidité. Cette Madame Dornane, qui me paroiffoit fi terrible un inftant auparavant, n'étoit plus à mes yeux qu'une femme aimable , qui ne m'infpiroit que de l'amour. Je me livrai à toute l'impétuofité de mes fentimens, l'ardeur de mes défirs me rendoit entreprenant ; je comptois fes appas comme un bien que je venois d'acquérir , j'en agiffois avec eux en conquérant. Un Académifte de mon âge ne connoît gueres ni ménagemens , ni gradations. Elle fe deffendoit en riant ; les obftacles qu'elle m'oppofoit, ne me rendoient que plus animé. Je revis cette jam-

be qui m'avoit été dérobée si
long-tems. Que n'aurois-je pas
vû, si l'on n'y avoit mis ordre?
Arrêtez donc, Monsieur le Marquis, me disoit-elle, sçavez-vous
bien que vous n'êtes pas sage?
Je me fâcherai, si vous continuez : finissez donc. Oh ! pour
cela non, Madame, lui disois-
je en riant & sur le même ton,
je ne finirai pas ; il est juste que
je me venge des méchancetés
que vous m'avez faites. Mais je
ne vous reconnois plus, disoit-
elle ; vous vous rendez insuppor-
table : arrêtez, je n'y sçaurois tenir. Mes mains pendant ce tems
ne demeuroient pas oisives ; je
faisois des tentatives sur tous les
charmes qui s'offroient à ma vûe.
J'étois repoussé, je revenois à la
charge sans me rebuter.

Soit fatigue ou distraction: Je
m'appercevois par dégrés que
M^{de} Dornane devenoit plus sé-

rieuse & plus récueillie ; ce sérieux, à la vérité, n'avoit rien de
propre à m'intimider, il ne paroif-
soit pas dicté par la colere ; cependant je faisois toujours mes efforts pour mettre à profit ces
momens d'inadvertance. Elle re-
venoit à elle-même, & m'or-
donnoit alors de mettre fin à mes
empressemens ; mais le ton qu'elle employoit, ne persuadoit pas.

Je crus voir quelque altération
sur son visage ; elle avoit dans
ce moment un air singulier qui
me rendit attentif ; quelques soû-
pirs échappés m'étonnerent, je
craignis de lui avoir fait du mal ;
je redoublai mes caresses, en la
conjurant de me pardonner. Vous
aurois-je blessée, Madame, lui
disois-je : Ciel, j'en serois au désespoir ; mais est-ce que vous
vous trouvez mal ? Elle ne répondoit rien à toutes mes de-
mandes : sa respiration devenue

plus fréquente , étoit entrecou-
pée & inégale. J'étois réellement allarmé de l'état où je la
voyois , elle revint de ce désordre , & tourna languissamment
ses yeux sur les miens ; nos regards se rencontrerent , elle rougit , & baissa la vûe presque dans
le moment. Je ne sçavois que
penser. J'aurois pû attribuer ce
que je voyois à des vapeurs ,
mais je lui avois entendu dire
qu'elle n'y étoit point sujette.
Vous vous sentez donc effectivement indisposée , lui dis-je : en
serois-je la cause ? Laissez-moi ,
reprit-elle, en me repoussant foi-
blement. Ma contenance m'em-
barrassoit à mon tour ; je m'avisai de me jetter à ses genoux : j'a-
vois vu cette situation dans quelques Romans ; elle m'avoit toujours paru avoir quelque chose
de frappant , capable de saisir
& d'émouvoir : je m'imaginois

qu'un amant, dans cette attitude, en avoit plus de graces ; je pris une de ſes mains, que je ſerrai dans les miennes : un certain air d'abbattement, qu'elle conſervoit toûjours, me confirma dans l'opinion qu'elle ſe trouvoit mal. J'en fus réellement touché ; il m'échappa même quelques larmes d'attendriſſement , car j'ai naturellement le cœur bon & ſenſible. Que je me ſens coupable , m'écriai-je , de vous avoir mis dans l'état fâcheux où vous êtes ! En diſant cela , j'imprimois les plus tendres baiſers ſur cette main que je tenois. Nouvelle foibleſſe encore plus marquée que la premiere. Ma ſurpriſe croiſſoit à chaque inſtant. Je quittai avec précipitation la poſture où j'étois, afin d'eſſayer de lui donner quelque ſecours. Je ſoulevai ſa tête qui me parut trop panchée ; comme je m'étois un peu incli-

né pour lui rendre ce service ;
ma bouche se trouva si près de
la sienne, que je n'eus pas la force de resister au penchant qui me
pressoit de les unir, je n'eus plus
le courage de les séparer, j'y demeurois attaché, le même mal
commençoit à me gagner, je me
vis à mon tour aussi sur le point
de tomber en syncope ; déja ma
vûe se troubloit, mes sens enchantés s'égaroient, lorsque Madame Dornane parut revenir à
elle-même. Ah Ciel, dit-elle en
s'écriant ! non, il m'est impossible d'y resister. Je me sentis en
même-tems pressé entre ses bras ;
sa bouche, que la mienne n'avoit
pas quittée, & qui étoit demeu-
rée jusques-là sans mouvement,
s'anima, & me prodigua à son
tour les plus voluptueuses marques de reconnoissance ; je répondois à ses caresses par mes
transports ; je ne doutois plus de

mon

mon bonheur, les marques que j'en recevois n'étoient plus équivoques; j'étois pénétré de la joye la plus vive. Vous m'aimez donc aussi, lui dis-je, ah! de grace, que votre bouche m'en assure. Relevez-vous, dit-elle, en me faisant remettre sur mon siege: je suis bien en colere contre vous. Comment vous sentez - vous à présent, repris-je? n'êtes - vous plus incommodée? Cette question la fit sourire. Vous riez, continuai-je; est-ce que vous ne vous feriez pas réellement éva- nouie? ne me laissez pas plus long - tems dans l'incertitude si vous m'aimez. Et qui vous a dit que je vous aime, répondit-elle? Vous êtes bien hardi d'oser le croire, rien n'est plus faux, je vous en avertis, je vous hais... Ne continuez pas, interrompis- je, ou bien prenez un autre air pour me le faire croire: tenez » je vois dans vos yeux que vous ne dites pas la vérité. Mais cela est charmant, repliqua-t-elle : ne diroit-on pas à l'entendre que je l'aime. Et bien non, vous ne m'aimez pas, repris-je, je confens d'être toûjours haï comme cela : mais ce n'eft pas ce dont il s'agit. Cet évanouiffement, qui fans doute eft un effet de votre haine pour moi, ne pourroit-il pas être occafionné par l'amour. Moi par exemple, qui vous adore, ne pourrois-je pas auffi m'évanouir ? J'ai penfé me trouver mal en vous embraffant, il s'en falloit peu que je ne vous reffemblaffe. J'entrevois quelque myftere là-deffous, que je fçaurois bien, fi vous vouliez. Vous êtes curieux, interrompit-elle : oui, Madame, je le fuis, pourfuivis-je : je vous ai appris mon fecret, faites-moi part du vôtre. Ah ! de grace, enfeignez-moi comme il faut que je m'y prenne pour me mettre dans l'état où je vous ai vûe ; je me figure qu'il a mille charmes ; & vous désireriez en essayer, reprit-elle. Oui, Madame, répondis-je avec feu, je vous en conjure, ne me refusez pas : je vous aime bien, mais je sens que je vous aimerai mille fois davantage. Elle détourna la tête dans ce moment pour rire de ma naïveté. Ce mouvement dérangea un mouchoir importun qui m'avoit jusqu'alors dérobé la vûe de quelque chose qui me parut fort interessant, je voulus profiter du petit jour que ce déplacement me présentoit ; j'avanturai ma main, Madame Dornane, en se retournant, déconcerta ma témérité. Ce que j'avois vû m'anima ; je réiterai l'entreprise, elle me réussit presque. On ne se deffendoit plus que d'une maniere nonchalante : ma hardiesse & ma vivacité redoubloient à mesure que les obstacles cessoient. Elle retomba dans sa rêverie : je vis dans ses regards mourans les avant-coureurs d'un abandonnement total. Elle fut bien-tôt sans mouvement. Quel champ pour mes désirs ! Je me laissai aller à toute leur impétuosité. Possesseur de tout, dans le tumulte de mes sens, je ne sçavois à quoi donner la préference. Que de beautés s'offrirent à ma vûe ! Je parcourois tous ses charmes. Mon ame emportée dans un torrent de volupté, n'avoit d'autre guide que le hazard. De moment en moment ses facultés demeuroient comme suspendues ; il sembloit qu'elle ne pouvoit suffire à la rapidité des mouvemens dont elle éroit agitée : mon cœur indécis ne se fixoit à rien. Madame Dornane revenue à elle-même, me surprit dans cet aimable désordre.

Je me meurs, Madame, lui dis-je, si vous ne ceffez d'être cruelle. Ah ! par pitié du moins . . . . voyez l'état où je fuis. Mes prieres & mes careffes la toucherent enfin ; un regard acheva de la fléchir.

Trop aveugle pour trouver de moi - même du foulagement au feu qui me confumoit, je ne pouvois fans guide, dans la violence de ma fituation, en temperer l'activité. J'errois à l'avanture fans ordre & fans deffein, fans avoir affez de pénétration pour rien démêler dans la confufion de mes idées. Par où fortir de ce labirynthe ? Je ne concevois rien aux défirs dont j'étois agité. Madame Dornane familiari-fée avec mon ardeur, paroiffoit à la vérité en recevoir les témoi-gnages avec complaifance ; mais cette complaifance ne fuffifoit pas, il étoit néceffaire de defcendre à des bontés plus marquées ; j'avois besoin d'éclaircissement sur quantité de choses dont j'ignorois la destination & l'usage : ces petits détails effarouchoient sa modestie ; il falloit cependant qu'elle pliât, ma maladresse l'y nécessitoit. Elle s'apperçut de mon peu d'expérience, elle devoit s'y attendre, & ne pas m'en faire un crime. C'étoit un motif de plus pour l'engager à me traiter avec humanité.

Je la vis balancer pendant quelques instans ; mais enfin la singularité de l'avanture, qui étoit peut-être une nouveauté pour elle, l'impression que j'avois pû faire sur son cœur, son propre penchant, la curiosité, la compassion : que sçai-je ? Mes empressemens, mes instances ; car je ne lui laissois pas le tems de réflechir : tout cela réuni étoit,

je pense, assez fort pour la déterminer. Elle se prêta effectivement à mes besoins d'une maniere plus décidée ; elle eut pitié
de mon ignorance, & se mit cha-
ritablement en devoir de détruire
l'enchantement ; car il falloit absolument qu'elle en vînt là. Je
recevois tant de graces avec mille transports. Je ne sçavois comment exprimer ma reconnoissance. Amoureuse elle-même de son
propre ouvrage, elle ne feignoit
plus de me montrer à quel point
elle étoit touchée ; sa sensibilité
se déploya toute entiere, la mienne n'en fut que plus vive : nos
ames unies & confondues dans
une yvresse délicieuse n'avoient
d'autre emploi, que de se com-
muniquer mutuellemenr la flamme dont elles étoient dévorées.

Qu'on me permette une ré-
fléxion assez naturelle qui pourra servir à la justification de Ma-

dame Dornane, supposé qu'elle en ait besoin aux yeux de quelques Lecteurs. Que les personnes qui voudront en juger avec équité, s'examinent sincerement avant de prononcer ; qu'elles se retracent scrupuleusement la situation où elle étoit ; qu'elles se mettent à sa place, & qu'elles décident alors. Je crois fermement à la sagesse, & je la respecte de tout mon cœur. Je le déclare d'avance, de crainte qu'on ne m'aille intenter un mauvais procès : mais cette sagesse si fiere, si imposante, ne succombet-elle jamais ? Quelques défaites peuvent - elles l'anéantir ? Se dégrade - t - elle sans retour, lorsqu'elle fléchit un peu dans de certains instans de foiblesse, qu'il n'étoit pas souvent en son pouvoir de prévenir ? Si cela étoit, sa destinée seroit bien triste ; toujours incertaine de son état, elle

se

se verroit perpétuellement sujette à être la victime du moindre
accident. Dans une condition
aussi fragile, que faire pour ob-
vier aux révolutions? Trouve-
t-elle toujours en elle-même des
ressources contre toutes les sur-
prises auxquelles elle est expo-
sée? Elle a bien des combats à
rendre. Attaquée par mille endroits, peut-elle être éternelle-
ment sur ses gardes, sans se las-
ser? Tendresse, amitié, reconnoissance, inclination, erreurs
de tempérament, illusion des
sens, vertiges involontaires: que
d'ennemis! Seule au milieu de
tant de périls, n'ayant souvent
que l'orgueil pour soutien: qu'il
cesse un instant de faire face, la
voilà en défaut; peut-elle rai-
sonnablement se flater d'en sortir
à son honneur? Est-il donc si
extraordinaire de céder à la force
d'une puissance supérieure? Et

I. Partie.   G

doit-on faire un crime de la né-
ceffité ?

Je me figure que c'étoit à peu
près le cas où étoit Madame Dornane. Ce n'étoit pas un deffein
prémédité qui l'avoit conduite
au point où elle en étoit avec
moi ; elle n'en feroit peut-être
jamais venue jufques-là , fi elle
n'y avoit été amenée par des incidens qu'elle n'avoit pas pré-
vûs , & dont il n'étoit gueres
poffible qu'elle eut la moindre
défiance. Devois-je être pour
elle un objet redoutable ? Ma
timidité , ma jeuneffe , mon peu
d'expérience , n'étoit-ce pas là
des garands fuffifans qui lui ré-
pondoient d'elle & de moi ? Je
mets fin à cette réfléxion que je
me répens d'avoir fait fi longue ;
mais j'ai cru devoir rendre cette efpece de juftice à une perfonne , dont la conduite d'ailleurs
m'a perfuadé dans la fuite qu'elle

méritoit l'estime des honnêtes gens ; & que cette légere foiblesse qu'elle eut autrefois pour moi , étoit peut être la seule qu'on put lui reprocher. Revenons où nous en étions.

Madame Dornane me prodiguoit les plus tendres caresses , j'y répondois avec toute l'ardeur dont j'étois capable ; je sentois mes désirs se rallumer à chaque instant avec plus de violence ; j'étois hors de moi, rien ne pouvoit éteindre le feu qui me brûloit ; je m'imaginois toujours atteindre le comble de la félicité , mais mon bonheur fugitif s'éloignoit à proportion que j'en approchois ; prêt de mourir de plaisir , un charme inconnu me retenoit à la vie ; je cherchois la volupté dans le sein de la volupté même ; il me sembloit qu'il y manquoit toujours quelque chose , après quoi je soupirois.

vainement ; mon ame, trop peu formée pour connoître tous les charmes d'un délire complet, & trop avide pour s'en tenir aux simples préliminaires, étoit dans un état qu'on peut mieux sentir que définir : errante dans une mer de délices, dont elle savouroit toute la douceur, elle sentoit indistinctement qu'il y avoit encore un mieux au-delà, & c'étoit à ce mieux que tous ses désirs se portoient ; les plaisirs dont elle étoit environnée, loin d'appaiser son altération, en redoubloient la fureur ; elle ignoroit ce qui faisoit l'objet de son inquiétude, & c'étoit ce qui la rendoit encore plus indocile. Madame Dornane qui se possedoit mieux que moi, témoin des transports qu'elle faisoit naître, avoit joui longtems d'un sentiment qu'elle essayoit de me faire partager, sans pouvoir surmonter le charme qui

rendoit toutes ses bontés inutiles, lorsque quelque bruit qu'on
fit dans l'appartement voisin in-
interrompit une conversation,
qui sans cela ne se seroit pas encore terminée. Elle se remit
promptement, & tâcha de rétablir, autant que la briéveté du
tems le put permettre, le petit
désordre qu'avoit causé la vivacité de notre entretien.

J'étois au desespoir de ce
contre-tems, & je pestois de
bon cœur contre l'impertinente
visite qui venoit si mal à propos
interrompre mes plaisirs. Madame Dornane n'en paroissoit
pas plus satisfaite que moi, quoique sa mauvaise humeur fut
moins marquée que la mienne.
Je vis entrer un instant après
deux dames que je connoissois,
elles étoient amies de ma Tante,
chez laquelle elles venoient presque tous les jours. C'étoit de ces

G iij

ridicules dont je crois avoir déja parlé. Leur visite fut longue & ennuyeuse. Je me flatai, pendant quelque tems, qu'elles se détermineroient enfin à nous laisser libres ; mais mon espérance fut vaine, vingt fois elles demanderent l'heure & je m'apperçus que ce que je prenois pour le signal de leur départ, n'étoit pour elles qu'une forme de conversation. Ces sortes de gens, accoutumées à vivre d'ennuy, goutent, je pense, une satisfaction secrette à en faire mourir les autres ; rien n'est si tenace, ils ne vous quittent qu'aux abbois.

Pour mettre le comble à mon chagrin, dans le tems que je comptois voir la fin de mon supplice, arriva le Comte de *** il n'y eut plus alors aucun espoir de renouer la conversation ce jour-là, je fus contraint de me retirer avec lui. Je me résignai à ma deftinée,ne pouvant faire mieux ; je voulus, en fortant, chercher quelque foulagement dans les regards de Madame Dornane ; il me fut impoffible de les rencontrer ; j'attribuai cela à la crainte qu'elle avoit de laiffer échapper devant des témoins des traces de fes fentimens. Je rentrai occupé de mon amour ; je ne fis que rêver toute la nuit aux plaifirs de la journée : je m'amufai de milles idées voluptueufes que mon imagination me retraçoit ; j'arrangeai quantité de petits projets,dont je ne differois l'exécution qu'au lendemain.

Ce lendemain, que je defirois tant,arriva, en détruifit tous mes arrangemens. Le Comte de *** alloit à la Campagne & m'emmenoit avec lui ; j'étois même en partie caufe de ce voyage. Une de nos parentes, dont le mari occupoit une place confidérable, avoit prié mon oncle de m'amener chez elle ; elle ne m'avoit pas encore vu, & souhaitoit de me connoître. Le Comte de *** qui m'aimoit beaucoup, me prévînt sur la visite que nous allions rendre, & me fit entendre que je ne devois rien épargner pour me rendre agréable à Madame de Vertain, c'étoit le nom de cette parente ; qu'elle étoit en état, par son crédit & ses richesses, de m'être utile pour mon avancement.

Mon pere, en mourant, ne m'avoit pas laissé un bien proportionné au nom que je portois ; c'étoit cette raison qui avoit confiné ma mere dans la Province, n'étant pas en état de soutenir son rang à Paris. J'avois donc besoin de protections & d'amis, pour faire valoir ma naissance & les services de mon pere ; c'est ce que le Comte de *** mon oncle m'infinua adroitement ; en évitant, le plus qu'il lui fut poffible, ce qui auroit pû bleffer ma délicateffe ; il n'y a que les cœurs excellens qui connoiffent ces fortes de ménagemens, ils fentent par eux-mêmes combien l'ame en eft touchée. Il n'eft pas honteux de n'être pas riche ; cependant notre fierté a peine à fe familiarifer avec certains détails de fortune. Tout jeune que j'étois, mon petit orgueil vouloit être refpecté ; il étoit extrêmement fenfible aux délicates attentions qu'on avoit pour lui, & remercioit fecrétement le Comte de *** de la bonté qu'il avoit d'épargner fa foibleffe.

Nous arrivâmes à cette maifon ; Madame de Vertain nous reçut à merveille, comme des perfonnes qu'elle attendoit, & dont elle prétendoit fe faire honneur. Son mari, quoique dans

une situation brillante, étoit d'u-
ne condition bien inférieure à la
sienne ; il falloit réparer cette
méfalliance par un accüeil obligeant ; ce n'eſt pas qu'elle ne fût
naturellement polie & prévenan-
te ; mais elle l'auroit peut-être
été d'une maniére moins ſenſible
ſans ce petit correctif. Tout reſ-
piroit chez elle le luxe le plus
délicat , & le mieux entendu ;
la compagnie, quoique nombreu-
ſe, étoit aſſez choiſie ; elle faiſoit
les honneurs de chez elle avec
les façons du monde les plus engageantes. Comme j'aurai, dans
la ſuite de ces Mémoires, occaſion de parler d'elle , je ne m'é-
tendrai pas à préſent ſur ſa figure & ſon caractére.

Il me parut qu'elle faiſoit
quelque attention ſur moi ; elle
m'obſervoit avec des yeux qui exprimoient une curioſité particuliere. Cette maniere d'examiner,

quoique nouvelle pour moi , n'étoit pas cependant une énigme absolument indéchiffrable ; malgré mon peu d'ufage, la caufe s'en faifoit fentir indiftinctement. Il y a des regards qui ne font que curieux précifément ; on s'apperçoit aifément qu'ils n'en veulent qu'au plaifir de voir ; rien de plus ne les anime. Il y en a d'autres qui marquent un interêt plus preffant ; ils vous parcourent avec un foin plus recherché ; ils fe fixent par intervalles ; fi vous les furprenez quelquefois , ils fe détournent auffi-tôt , un mouvement involontaire les ramene; ils s'oublient, & découvrent malgré eux à quel point l'objet qui les exerce les touche & les affecte. C'étoit à peu près ainfi que Madame de Vertain me confidéroit , & je crus m'appercevoir que l'examen m'étoit favorable ; je m'en

flattai du moins , car je ne manquois pas de préfomption.

La journée fe feroit paffée fort
agréablement pour moi , fi je
n'avois pas eu l'efprit occupé de
Madame Dornane ; je ne pouvois fans regret , fonger aux plaifirs qui m'étoient dérobés par
mon éloignement d'auprès d'elle.
Les empreffemens & les careffes
de Madame de Vertain ne pouvoient les remplacer. J'étois encore plus tendre que vain ,
cela me donnoit un air plus férieux qu'à l'ordinaire, qu'on crut
être caufé par la timidité. Enfin
nous retournâmes à Paris , laiffant Madame de Vertain fort fatisfaite de moi. Elle nous fit promettre de revenir , & me dit
qu'elle me préfenteroit à fon
mari auffi-tôt qu'elle feroit de retour.

On peut croire que je ne
manquai pas le lendemain d'al-

ler chez Madame Dornane ; mais je ne pus lui parler, elle étoit sortie. J'y retournai les jours suivans avec aussi peu de succès, elle étoit toujours, ou sortie, ou indisposée. Cette difficulté irritoit encore mes désirs. Mon Gouverneur commençoit à se rétablir, j'allois, par conséquent, perdre une partie de la liberté dont j'avois joui pendant sa maladie. Cette idée me désesperoit ; je sentois bien qu'il y avoit de la mauvaise volonté de la part de Madame Dornane ; mais plus je m'examinois, moins j'en pouvois deviner le motif. J'engageai adroitement le Comte à lui rendre une visite, dans l'esperance d'être reçu plus favorablement sous ses auspices ; je n'y gagnai rien, elle ne fut pas plus visible cette fois que les précédentes. Oh pour le coup ma patience étoit à

bout. Je peſtai de bon cœur au-
dedans de moi-même contre un
caprice qui me paroiſſoit ſi dé-
placé. J'accuſai Madame Dornane de légereté. Je réſolus de
faire le fier à mon tour, & de
faire mes efforts pour l'oublier;
mais cette réſolution ne dura
pas long-tems. J'appris le ſoir
même d'une Dame que je trouvai chez ma Tante, qu'elle devoit le lendemain aller à la Comédie avec elle. L'idée de la
revoir éteignit mon reſſentiment;
je fus exact à me trouver à la
Comédie de très-bonne heure.

J'étois ſur le Théâtre fort attentif à conſiderer toutes les Dames qui entroient dans les Lo-
ges, & je commençois à m'im-
patienter de ne point y découvrir celle que je cherchois, lorſque je la vis paroître. Je tâchai
d'étudier le mouvement de ſes
yeux, afin d'avoir, en les ren-

contrant, occasion de la saluer;
mais je ne pus y parvenir, soit
qu'elle ne me vit pas, ou que
m'ayant apperçu d'abord, elle
affectât, pour m'éviter, de détourner ses regards. Je persistai
à la fixer; je ne fis autre chose
pendant tout le spectacle, auquel on peut juger que je prê-
tois fort peu d'attention.

La grande Piéce étoit finie
que j'étois toujours dans la même situation, les yeux immobiles attachés sur Madame Dornane. Je m'entendis appeller plusieurs fois par mon nom; je détournai la tête, j'apperçus le
Baron de *** Seigneur étranger, que je connoissois de l'A-
cadémie; il étoit à causer avec
la S… Comédienne, & me faisoit signe d'approcher. Je m'a-
vançai vers eux; en les abordant
ils firent un éclat de rire qui me
déconcerta. Je vous détourne

peut-être mal à propos, me dit-
il, Monsieur le Marquis; mais ne
m'en sçachez pas mauvais gré,
je vous prie, c'est Mademoiselle qui en est cause, prenez-vous-
en à elle. Moi, Monsieur, reprit-elle, en vérité cela est admirable, il faut que vous soyez
bien méchant, pour vouloir me
rendre coupable de vos étourderies. Pouvez-vous me soutenir,
interrompit-il, que ce ne soit pas
vous qui m'ayez fait remarquer
la rêverie de Monsieur le Marquis? Quand cela seroit, répondit-
elle en riant, étoit-ce une raison
pour vous de le distraire?

Dans ce moment, quelqu'un
de la connoissance du Baron passa, il nous quitta & je restai seul
avec la S ***. Vous me voudrez
du mal de la méchanceté qu'on
vous vient de faire, me dit-elle.
Eh, pourquoi donc, Mademoiselle, repris-je, vous voudrois-je du
mal

mal d'une petite malice qui me procure le plaisir de votre entretien ? Vous êtes obligeant, interrompit-elle ; mais vos yeux étoient occupés agréablement il n'y a qu'un instant , & je ne me persuade pas que ma conversation puisse vous en dédommager. Rendez-vous justice, répondis-je, quand il seroit vrai, comme vous vous l'imaginez , que j'eusse été occupé à considérer quelque objet, je n'aurois pas sujet de me plaindre, mais il n'en est rien , je rêvois. Mon dieu , dit-elle , quand vous rêvez, vous regardez bien tendrement. Moi , Mademoiselle , repris-je , en vérité vous vous trompez ; si j'avois quelqu'un à regarder , comme vous dites , mes regards seroient demeurés fixés sur vous.

On remarquera , qu'à mesure que la conversation s'animoit , il se faisoit une révolution dans

mon cœur, je perdois de vûe
Madame Dornane ; l'objet présent faisoit des impressions qui
me la faisoient oublier. La S ***
étoit aimable, j'étois étonné de
ne pas m'en être apperçu plutôt.

J'avois jusqu'alors fort peu
d'attention à ces sortes de beautés, qui sont dévouées au service de la patrie sous les étendards
de la volupté. Les contes ridicules que j'en entendois faire tous
les jours, me les faisoient regarder comme des femmes dangereuses, & peu propres à satisfaire un cœur délicat. L'expérience, loin de me désabuser, m'a
confirmé dans mon opinion. Co-
quettes, volages, plus sujettes
aux passions par l'habitude où
elles sont de les feindre, que par
le sentiment ; presque toutes sans
éducation, sans mœurs, sans
délicatesse ; ce qui aviliroit à nos
yeux toute autre femme, est sou-

vent ce qui fait leur unique mérite. Plus leurs déreglemens font
nombreux & connus , plus elles
font recherchées , & leurs faveurs femblent devenir précieufes par la multitude de ceux qui
en peuvent rendre témoignage.
Je ne prétends pas m'ériger en
reformateur des travers du fiecle ;
mais je ne puis m'empêcher d'ê-
tre furpris de l'eftime qu'on fait
de certaines chofes qui ne de-
vroient pas être défirées avec tant
d'empreffement. C'eft peut-être
chez moi un défaut de l'âge ; la
vieilleffe eft fujette aux réfléxions.
chagrines : la mauvaife humeur
& la prévention, contre tout ce qui
a la moindre apparence de plaifir, font fa paffion dominante.

Cette réfléxion ne m'occupoit
pas alors. La S * * *. me parut
charmante ; je perdis entierement la mémoire de ce qui m'a-
voit amené à la Comédie : la vi-
H ij

vacité de notre entretien s'augmentoit à vûe d'œil. Je la suivis jufques dans fa loge, je la vis fe deshabiller. Le peu d'ufage que j'avois acquis me rendoit effronté. Je dis, & je fis mille folies. Elle fe prêtoit au badinage en riant; j'étois charmé de la trouver fi apprivoifée. Enfin, nous n'avions pas été un quart-d'heure enfemble, que nous vêcûmes prefque auffi familierement que de vieilles connoiffances.

Je lui donnai la main pour defcendre; j'étois au bas de l'efcallier, lorfque Madame Dornane fe préfenta à ma vûe. Je rougis en la voyant, & baiffai promptement les yeux. Elle remonta dans fon caroffe, fans faire femblant de m'avoir apperçû. Je me perfuadai que j'étois échappé à fes regards; j'en fus charmé, non que mon cœur prit encore intérêt à ses sentimens pour moi ; mais mon amour-propre étoit jaloux de ce qu'elle pouvoit penser sur mon compte. L'appréhension que j'eus qu'elle ne me surprit avec une personne, dont ma vanité ne pouvoit pas se féliciter, altera un peu mon enjouement. Mademoiselle S***. ne parut pas scandalisée de me voir prendre un air plus sérieux ; elle l'attribua sans doute au pouvoir de ses charmes, & au regret que j'avois de me séparer d'elle.

Je rentrai, l'imagination remplie de mes nouveaux projets de conquête. L'air de bonté & d'humanité de Mademoiselle S***. m'offroit la plus délicieuse perspective. Je n'envisageois que plaisirs dans un commerce aisé, dont la facilité me paroissoit si attrayante.

La violence de mes désirs me

fit attendre le lendemain avec impatience. A peine trois heures étoient sonnées , que je courus à la Comédie , ou plûtôt à la loge de la S * * *. Vraisemblablement elle se doutoit de mon exactitude, car elle y étoit déja. Les agaceries recommencerent. Je débutai par quelques entreprises, dont je m'apperçûs qu'on ne me sçavoit pas mauvais gré , quoiqu'on s'en deffendit , mais d'un air qui sembloit n'être fait que pour enhardir davantage. Nos cœurs étoient trop d'intelligence , pour s'en tenir à ce frivole prélude. J'étois pressé de mes désirs ; mon infante n'étoit pas assez farouche pour user de rigueur ; on ne l'avoit pas accoutumée à faire attendre long-tems ce qu'elle étoit résolue de donner bien vîte ; elle sçavoit trop qu'un bienfait diminue de prix, quand il n'est pas accordé prom-

ptement. Elle pouvoit, par sa résistance, mettre un obstacle à ma
félicité; mais trop généreuse pour
user de ses droits, elle avoit une
complaisance que l'on n'auroit
pû louer assez dignement, si le
principe n'en n'avoit pas été alteré par l'interêt qu'elle y prenoit ; cela défiguroit un peu la
dignité de ses faveurs. Bien des
gens d'ailleurs , prétendoient
qu'elle étoit compatissante par
habitude, plûtôt que par sentiment. Pour moi, peu curieux du
motif, je mettois ses bontés à
profit, sans y chercher finesse.
Le raisonnement n'embellit pas
toujours les plaisirs. Il faut être
Philosophe à propos. Les charmes étalés à ma vûe étoient des-
tinés à l'usage des sens, les miens
étoient enchantés ; j'exprimois
les transports de mon ame par
les plus tendres caresses ; mes
mains, au lieu de s'employer à

badiner avec son ajustement; ainsi qu'elles avoient fait dabord, commençoient à s'égarer, en cherchant une occupation plus solide. Ciel, que vous êtes importun, disoit-elle, en me regardant avec des yeux qui n'étoient rien moins qu'irrités ! Sçavez-vous bien que j'aurois presque envie de me fâcher ? Vous êtes bien heureux que je ne sois pas aujourd'hui d'humeur à me mettre en colère ; sans cela..... mais finissez donc ; vous vous ferez haïr, si vous continuez. Le ton dont elle me menaçoit, n'étoit pas assez imposant pour m'effrayer. Je poursuivois toujours avec intrépidité ; chaque grace que j'obtenois sembloit me mettre en droit d'en exiger d'autres. Je m'attendois à quelque évanouissement semblable à ceux où j'avois vû Madame Dornane, dans le dessein de saisir l'instant favorable,

favorable, mais j'épiois en vain cette heureuse occasion. La vertu de Mademoiselle S ***. n'étoit pas une vertu chatouilleuse ; maîtresse des mouvemens de son ame, elle sçavoit en maîtriser l'impétuosité, & ne cédoit qu'en connoissance de cause, & précisément quand il lui plaisoit ; l'usage & l'habitude, supérieurs aux foiblesses de la nature, l'avoient affermie contre les séductions du tempéramment. Elle vouloit qu'on eut obligation de ce qu'elle avoit l'indulgence d'accorder, à son bon cœur, & non au délire de ses sens. Malgré la facilité que j'avois éprouvée dans les commencemens, & de laquelle j'avois esperé une si favorable issûe, je n'en n'étois gueres plus avancé. Mon peu de progrès me surprit, je soupirai, je me plaignis douloureusement de la cruauté de Mademoiselle

I. Partie.   I

S***. Je craignis de lui avoir dé-
plu ; elle me raſſura , & me dit
avec bonté , que ce n'étoit pas
le défaut d'inclination , mais l'ap-
préhenſion d'être ſurpriſe , qui
captivoit ſa bonne volonté pour
moi. Venez demain, me dit-elle,
en m'indiquant ſa demeure ; venez ſur les neuf heures du matin :
n'y manquez pas ; on pourra
peut-être vous perſuader qu'on
n'eſt pas ſi éloignée que vous
penſez du déſir de devenir de
vos amies.

Quoique dévoré par l'ardeur
de ma flamme , il fallut cependant prendre mon parti , & me
contenter de l'eſpérance qu'on
vouloit bien me donner , puiſque la formaliſte S***. s'obſtinoit
à ne pas vouloir qu'on violât le
reſpect dû à la décence du lieu.
J'amuſai mes déſirs , autant que
leur violence me le put permettre ; ne pouvant faire mieux , il

fallut m'en tenir là. Je me retirai le soir avec la confolation du moins de ne voir mon bonheur differé qu'au lendemain matin.

Dès que le jour parut, je me levai; je n'avois pas fermé l'œil de la nuit, tant j'étois impatient de jouir de la douceur des plaifirs aufquels j'étois réfervé. Le domeftique qui me conduifoit à l'Académie, ne m'eut pas plûtôt quitté, que je volai où l'amour & la vanité m'appelloient : oui la vanité, j'étois tout glorieux d'avoir fçû toucher un cœur auffi fier, & dont l'éclat étoit réhauffé par des hommages fans nombre ; il faut pour cela que l'amour-propre foit bien ingénieux : n'importe, finiffons les réfléxions, je n'ai plus le tems d'en faire. Je trouvai Mademoifelle S***. dans un négligé galant qui rendoit fes charmes encore plus touchans. Je fuis trop bonne en vérité, dit-elle, en me voyant, il faut autant compter que je le fais fur votre tendreffe & votre difcrétion pour .... Je ne lui donnai pas le tems de pourfuivre ; mes tranfports lui témoignerent à quel point j'étois touché de ce qu'elle vouloit bien précipiter l'effet de fes bontés. Mademoifelle S * * *. fenfible à ma reconnoiffance, s'empreffoit de la mériter de plus en plus par de nouveaux bienfaits. Les paroles ne rendent, que d'une maniere imparfaite, les raviffemens que l'ame éprouve dans de certains inftans : la rapidité du fentiment échappe à la langueur des expreffions. Lorfque nous effayons d'y réfléchir, toutes nos idées fe confondent, notre efprit s'égare, & femble perdre, pour quelques momens, la faculté de penfer ; la volupté qui nous fixe, fait éclipfer à nos yeux tout autre objet, elle seule occupe nos sens enchantés. C'est peut-être la seule situation où le cœur tout entier au plaisir qui l'affectent, n'a ni passé ni avenir, & jouit de toute la douceur des biens pré-sens dont il est enyvré.

Il me parut que j'avois trou-vé grace devant la Divinité du Temple ; mes hommages étoient reçûs avec cet air férain & riant que la satisfaction inspire.

Une aimable & tendre lan-gueur succedoit aux plus vifs em-portemens. Mademoiselle S***. paroissoit se livrer sans réserve à toute la force de la passion qui l'animoit. Elle ne ménageoit plus rien. Sa langue, interprete de la volupté, ne faisoit plus qu'articu-ler de ces sons interrompus qui expriment si bien le désordre d'une ame qui n'est plus à elle-même. Nos cœurs enflammés de leurs désirs, & réunis dans le sein de l'amour, avoient perdu tout autre sentiment que celui des plaisirs. Ma vûe se troubla ; je sentis mon ame prête à s'éloigner de moi, je crus que j'allois expirer ; je cédai avec une douceur infinie aux charmes d'une illusion si délicieuse. Je perdis tout-à-fait l'usage de mes sens. A peine en étois-je revenu, que de nouveaux transports me replongerent dans la même situation.

On s'oublie aisément dans un pareil état ; les momens s'écoulent avec rapidité. Uniquement occupés des témoignages réciproques que nous nous donnions de notre flamme , nous avons perdu jusqu'au souvenir du reste de l'Univers. Malgré l'empire que Mademoiselle S***. conservoit ordinairement sur elle - même dans ces sortes d'accès, les preuves que je lui donnois de ma

tendreſſe ſembloient avoir ſéduit
ſa raiſon. Elle ne s'étoit pas attendue à me donner une ſi longue audience, cela lui avoit fait
négliger d'en déterminer la durée. Engagée enſuite par la trop
grande ſatisfaction qu'elle prit à
pourſuivre un entretien qui l'a-
muſoit, elle anticipa ſur des inſtans, qui pour être moins précieux à ſon cœur, ne laiſſoient
pas de l'intereſſer, & dont la de-
ſtination ne m'étoit pas réſervée.
La ſenſualité déconcerta ſa prudence.

Comme nous étions dans un
des momens les plus ſérieux de
notre converſation, la porte de
la chambre, qui ſervoit de théa-
tre à nos plaiſirs, s'ouvrit tout-
à-coup; j'étois ſi attentif, que je
ne le remarquai qu'au mouvement précipité de Mademoiſelle
S***. qui s'échappa de mes bras
avec tant de frayeur & ſi peu de

précaution, qu'elle me fit tomber à la renverse sur un canapé où nous étions assis.

Après un court éblouissement, mes yeux se dessillerent, & j'apperçus vis-à-vis de moi un homme inconnu, dont la surprise paroissoit égaler la mienne. Il resta dans l'attitude d'un homme confondu par un accident inoui, & dont il n'auroit jamais eu la moindre défiance. Son visage exprimoit la douleur & la consternation. La S ***. assise à quelques pas de moi, triste & rêveuse, sembloit succomber sous les efforts qu'elle faisoit pour rassurer sa contenance, & céder du moins avec un reste de dignité à ce qu'il y avoit d'humiliant pour elle dans cette disgrace aussi imprévue que mortifiante. Pour moi, immobile, & doutant si c'étoit une réalité ou un songe, j'étois dans un étonnement stupide, regardant alternativement l'une & l'autre, & cherchant à me donner à moi-même des raisons de ce que je voyois. J'étois si étourdi que je ne songeai pas même à quitter l'attitude critique dans laquelle j'avois été surpris dabord.

Nous passâmes quelques momens dans un silence morne qui fut à la fin interrompu par le nouveau venu. C'est donc ainsi, perfide, dit-il, en s'adressant à Mademoiselle S ***. C'est donc ainsi que vous osez me manquer & vous jouer de moi, après les assurances que vous m'aviez donné d'une fidélité que je croyois inviolable. Ah Ciel, poursuivit-il, en se laissant tomber sur un siege ! à qui se fier désormais ? Non, je n'en puis revenir. Mademoiselle S ***. qui pendant cet intervalle s'étoit un peu remise de sa premiere terreur, répondit avec une modeste rougeur qu'elle eut foin de rectifier par un peu de cette noble af- furance que lui avoient acquife douze ou quinze années d'ufage. Mais, de quoi donc vous plai- gnez-vous, Monfieur ? Peut-on s'emporter, comme vous faites, pour un badinage innocent, qui ne feroit pas même remarqué par tout autre qu'un jaloux extrava- gant, tel que vous ? Oui, un ba- dinage, reprit cet homme, la plaifante innocence ; en vérité, je vous fçai gré de votre fang froid : morbleu, Mademoifelle ; ce n'eft pas ainfi..... Ah Ciel ! interrompit - elle : quoi, Mon- fieur, vous ofez jurer, avec fi peu de ménagement pour une perfonne comme moi. En vérité je n'aurois jamais foupçonné qu'il y eut quelqu'un affez peu refpe- ctueux, pour avoir avec moi un procedé fi indécent. Et c'eft vous Monfieur, qui vous oubliez juf-

ques-là , après les preuves que
je vous ai données de ma fidélité & de mon désintéressement.
Je pensois par ma conduite mériter plus d'égards. Ne continuez
pas , Monsieur , poursuivit-elle,
voyant qu'il étouffoit de colere,
& que malgré son ton d'héroïne
il alloit encore s'emporter à quelques termes aussi peu religieux
que le premier. Ne continuez
pas, je vous prie, je n'y sçaurois
tenir. Si vous aviez envie de
rompre avec moi , il étoit inutile de vous abaisser à ces dé-
tours. Ne nous voyons plus ,
Monsieur, ne nous voyons plus ,
aussi-bien je sens que ma fierté
ne vous pardonneroit jamais l'outrage que vous venez de me faire. Il alloit répondre , lorsque
jettant par hazard les yeux sur
moi, l'état où j'étois fixa ses regards. Cette vûe si peu conforme à l'innocence dont se paroit

la S***. comparée avec la ma-
jesté de ses réponses, faisoit un
contraste si ridicule qu'il ne pût
s'empêcher d'éclater de rire. Ma
foi, Mademoiselle, s'écria-t-il,
j'ai tort de vous accuser, je viens
de voir des signes certains de votre innocence ; je vous demande un pardon que je ne mérite
pas ; & je me sens si peu digne
d'obtenir grace, que je me retire
persuadé de votre vertu, & dans
la résolution de ne plus vous
importuner de ma vie. En disant
ces mots, il se leva, fit une profonde reverence, & nous laissa
seuls.

A peine fut-il parti qu'elle alla
elle-même fermer la porte de
l'appartement, pour éviter sans
doute une surprise semblable à
celle que son imprudence venoit
de lui attirer. Pour cela, disoit-
elle en revenant, il faut convenir qu'il y a des hommes bien ridi-

cules. Mais, en vérité, cela eſt
admirable; je ne ſerai pas libre,
je crois; on viendra controller
les amuſemens les moins crimi-
nels. Oh, je prétends être maîtreſſe de mes actions ! Ce vieux
fou, avec ſa jalouſie déplacée, m'a
donnée de l'humeur; je le trouve plaiſant de venir me troubler
dans un tems. . . . Où en étions-
nous donc, mon cher Marquis ?
Ah, rappellez-moi donc, je vous
prie, cet endroit de votre récit,
qui vient d'être interrompu ſi
mal-à-propos.

Dans tout autre tems où les
paſſions euſſent été moins vives,
je n'aurois peut-être pas fait des
réfléxions fort avantageuſes ſur
une impudence ſi bien caracte-
riſée : mais de quelles illuſions
n'eſt-on pas capable, lorſqu'on
eſt dominé par ſa foibleſſe ? Je
ne regardai la hardieſſe de la S***.
que comme une étourderie qui

la rendoit encore plus piquante; ou pour mieux dire, je ne m'amusai pas à raisonner sur le fonds d'une avanture qui n'interessoit tout au plus que mon goût pour le plaisir; & ce goût, lorsqu'il n'est pas accompagné d'un sentiment plus délicat, est indulgent, & n'a d'autre objet que le désir de se satisfaire.

Je me rapprochai de Mademoiselle S***. & tâchai, par mes empressemens, de lui faire perdre la mémoire de ce qui venoit de se passer. Sa mauvaise humeur n'étoit pas absolument un mal sans remede; elle parut céder aux soins que je prenois de la dissiper; elle se radoucit par dégrés, & je parvins, à force de caresses, au point d'effacer presque entierement de son esprit les idées fâcheuses causées par la subite irruption qu'on étoit venu faire dans ce qu'elle me faisoit

l'honneur d'appeller ſes amuſemens.

Elle revînt de ſon effroi, elle
en rougit même comme d'une
foibleſſe indigne d'elle. Le retour
de ſa guayté rappella les jeux &
les plaiſirs, & nous réconcilia
avec la volupté. Nous nous re-
nouvellâmes pluſieurs fois les aſ-
ſurances de notre tendreſſe. Je
m'attriſtai de voir arriver l'inſtant
de notre ſéparation. Nous prîmes
des arrangemens pour nous revoir, & je la laiſſai fort ſatisfaite
à ce qu'il me parut des momens
que nous avions paſſés enſemble.

Ce commerce dura quelque
tems ſans qu'il m'arrivât rien de
remarquble. J'allois ſouvent chez
la S ***, & toujours dans la matinée, c'étoit ordinairement les
heures dont je pouvois diſpoſer
avec le plus de liberté, parce
que mon Gouverneur ne me ſuivoit point à l'Académie; on ſe

contentoit de m'y faire conduire par un domeftique, qui me quittoit dès que j'y étois arrivé. Les jours de rendez - vous je ne manquois pas de prétexte pour fortir, je revenois promptement, afin de ne pas donner de foupçons de ma conduite. Mademoifelle S*** n'avoit, je penfe, jamais été aimée avec tant de myftere. Cette petite contrainte contribuoit peut-être autant que fes charmes, à entretenir mon inclination pour elle.

Madame de Vertain, cette parente que j'avois vuë à la campagne, revînt à Paris, le Comte de *** me conduifit chez elle, fon accuëil fut encore plus gracieux que la premiere fois. La paifible poffeffion des faveurs de la S***. me donnoit plus de liberté d'efprit que je n'en avois eu à notre premiere vifite, où l'on doit fe fouvenir que j'avois l'imagination

gination occupée de Madame Dornane, je parus moins gêné. Elle ne m'en trouva que plus à son gré. Monsieur le Marquis, me dit-elle, nous dinerons aujour-d'hui avec Monsieur de Vertain, il ne vous a pas encore vu, & il le désire avec empressement, vous ne démentez point le por-trait que je lui ai fait de vous, & je suis assûrée qu'il vous aimera. Je remerciai ma parente de ses préjugés avantageux. La con-versation continua jusqu'à l'ar-rivée de Monsieur de Vertain. Mais quelle fut ma surprise de re-connoître dans lui mon prédé-cesseur dans les bonnes graces de la S *** ; il ne fut pas moins étonné que moi ; je le vis pâlir à mon abord, nous nous considé-râmes pendant quelque instans sans rien dire ; sa femme fut elle-même obligée d'entamer les pré-liminaires de notre entrevuë ; en

I. Partie.   K

fin il effaya de fe remettre un peu, & de me faire un accüeil auffi poli que froid. J'y répondis fur le même ton. On fe mit à table. Madame de Vertain me fit placer auprès d'elle; il me parut qu'elle étoit picquée de la maniere dont fon mari m'avoit reçû, cela lui fit redoubler d'attention pour moi; peu-à-peu les nuages qui avoient obfcurci ma bonne humeur fe diffiperent, le courage me revint, je repris mon enjouement. Je m'avanturai même à dire des chofes obligeantes à Monfieur de Vertain, pour l'engager à s'humanifer; mais je n'y pus réüffir, il fe tint toujours fur la deffenfive. Je voyois qu'il avoit peine à me pardonner la petite humiliation que lui caufoit ma préfence; il étoit mortifiant pour lui de fe voir reprocher fes foibleffes par un témoin de mon âge; fes foibleffes d'ailleurs ca-

droient si mal avec la gravité de
son caractere; elles lui séyoient si
peu qu'il en rougissoit vis - à - vis
de lui-même, & son ame ne pouvoit s'empêcher de me vouloir
du mal de venir lui retracer le
souvenir de ses infirmités.

Madame de Vertain n'ou-
blioit rien de ce qu'elle croyoit
capable de me rendre moins sensible à la bizarerie de son mari.
Chez quantité de femmes , déplaire à leurs maris , est un titre
suffisant pour leur agréer ; outre
cette disposition presque générale , elle avoit un motif de plus
pour me vouloir du bien : motif que je développerai bien-tôt.
J'étois destiné , par la fatalité de
mon étoile , à causer à Monsieur
de Vertain des chagrins encore
plus réels , s'il en avoit été in-
struit. Pour moi , je ne lui sçavois point mauvais gré de l'air
qu'il continuoit d'avoir avec moi.

J'entrois dans ses raisons, & me rendois justice. Quoique la conquête que je lui avois enlevée ne fut pas une perte absolument irréparable, je comprenois cependant qu'il avoit dû y être sensible; il avoit été la victime de l'avanture; l'amour-propre ne se fait point à ces sortes d'accidens.

Je rentrai fort content des tendres égards avec lesquels Madame de Vertain avoit tâché de me dédommager. Le Comte de *** me parut prendre plus à cœur la sécheresse du mari, il ne put s'empêcher de m'en marquer son mécontentement; je fus assez généreux pour rejetter tout le tort sur la multitude des affaires dont sa tête étoit remplie.

Je ne manquai pas le lendemain de raconter à la S *** ce qui m'étoit arrivé. Elle en rit beaucoup. Le pauvre Monsieur de Vertain fut impitoyablement déchiré par les plus fanglantes plaifanteries ; cela lui donna fujet de déclamer contre la jaloufie, qu'elle appelloit le bourreau de l'ame & le poifon des plaifirs. De toutes les imperfections humaines, il n'y en avoit pas qu'elle combattit avec plus de zéle. Je ne cherchois pas à en pénétrer les raifons, je n'étois point atteint de cette maladie. Sa voluptueufe tendreffe ne me laiffoit rien à fouhaiter; mes defirs, remplis auffi-tôt que formés, ne donnoient à mon cœur d'autre inquiétude, que celle d'en attendre d'autres, qu'on s'empreffoit d'éteindre avec la plus docile complaifance.

Il y avoit plus de fix mois que notre liaifon duroit, fans qu'aucun mêlange en eût alteré la douceur. Mademoifelle S * * * m'avoit affuré d'une maniere fi positive d'une fidélité , & d'une constance à l'épreuve , qu'il eut fallu être le plus injuste des hommes pour deshonorer une vertu aussi scrupuleuse que la sienne , par des soupçons injurieux. J'aurois cru commettre un crime impardonnable , d'oser seulement révoquer en doute la validité de ses sermens. Je jouissois de mon bonheur tranquillement , & je m'applaudissois d'une sécurité si bien fondée , lorsqu'un accident imprévu vînt me réveiller du repos létargique dans lequel j'étois comme engourdi.

J'étois un jour occupé à folâtrer à la Toilette de la S ***. J'apperçus derriere le Miroir quelques papiers parmi lesquels j'en distinguai un plié en forme de lettre qui paroissoit nouvellement décachetée. Un simple mouvement de curiosité me porta à m'en saisir sans qu'elle en vit rien. Je ne l'eus pas plûtôt en ma poſſeſſion , que je ſentis une violente inquiétude. Il ſembloit qu'un inſtinct ſécret me préſageât mon infortune. Cette agitation diminua une partie de ma vivacité , j'en parus moins tendre qu'à mon ordinaire. Elle m'en fit des reproches. Je m'efforçai de la raſſurer. Les preuves que je lui donnai de la ſincerité de mon amour là calmerent. Je connoiſſois la route de ſon cœur. Les expreſſions dont je me ſervois pour la convaincre , étoient le langage le plus expreſſif qu'on put employer avec elle ; ſenſible aux ſeuls traits de cette éloquence muette , elle ne connoiſſoit d'autre guide que le plaiſir pour découvrir la réalité des ſentimens qu'elle inſpiroit.

Je brûlois d'impatience de me trouver ſeul afin de ſatisfaire ma curioſité. Dès que je fus rentré

je fis l'ouverture de cette lettre.
J'avoue de bonne foi que je ne
fçai point de termes qui puiſſent
peindre les mouvemens dont je
fus agité à cette lecture. Que le
Lecteur en juge : voici mot pour
mot ce qu'elle contenoit.

MADEMOISELLE,

*J'ai vû hier Guathon que j'avois
chargé de vous faire certaines pro-
poſitions de ma part. Il m'a rap-
porté ſuccinctement le précis des
conditions que vous voulez bien,
dit-il, m'impoſer. Avouez de bonne foi qu'elles ſont un peu onereu-
ſes. Quoique je ne ſois pas homme
à marchander les graces qu'on me
fait, je ne puis m'empêcher de vous
dire que je vous trouve extrêmement chere. J'y ſouſcris enfin, puiſque vous le voulez, & qu'il m'a
juré que vous étiez dans la ferme
réſolution de ne rien rabattre de*

vos

vos prétentions, & que c'étoit votre dernier mot. Cependant mettez
la main à la conscience, vous au-
riez bien pû modérer. . . . . mais
n'en parlons plus ; c'est une affaire
terminée. Je vous prie seulement de
songer qu'il n'y a que votre fidélité & votre attachement pour moi
qui puissent faire passer une taxe
si exorbitante. Je me flatte que je
n'aurai point sujet de me plaindre
de vous de ce côté-là. Je suis enchanté du récit qu'on m'a fait de
votre façon de penser sur mon compte. J'aime à voir que vous vous ren-
diez moins à l'interêt qu'à l'excès
d'inclination qui vous parle pour
moi ; on m'a dit du moins que c'é-
toit à elle que j'avois l'obligation de
la facilité que vous aviez de vous
déterminer si promptement en ma
faveur ; j'en suis charmé. Guathon
d'ailleurs m'assure que vous êtes
une fille à sentiment, tendre, constante, délicate ; en un mot capa-

ble de faire la félicité d'un galant homme. Vous me raviſſez d'être de cette humeur ; je ſuis idolâtre des ſentimens , moi qui vous écris , j'aime avec délicateſſe , voilà ma folie , je ſuis homme à filer le tendre & fort ſenſible aux belles paſſions. Mon Banquier ne m'a pas encore apporté l'argent que je lui avois demandé , ce qui m'auroit fait grand plaiſir , puiſque cela m'auroit procuré la ſatisfaction d'aller chez vous dès aujourd'hui , étant fort preſſé de jouir… Ce retardement m'impatiente , il ne paroîtroit pas peut-être ſi long pour tout autre , puiſque mon bonheur n'eſt differé que juſqu'à demain ; mais quel terme ? c'eſt un ſiécle pour un cœur bien épris. Il faut cependant me réſoudre ; demain donc vous aurez la ſomme convenue entre-nous , & les ſix premiers mois de la penſion à laquelle vous vous reſtraignez par la ſuite. Adieu ma Reine , j'ai l'honneur d'être , en

attendant cet heureux inſtant, vo-
tre très-humble ſerviteur & fidéle
Amant, MYLORD ***.

Si la S *** avoit été preſente
dans le tems que je liſois cette
odieuſe Lettre, je ne ſçai pas juſqu'à quel excès m'auroit pu porter le premier moment de ma
colere. J'étois furieux, indigné
de me voir ſacrifié d'une façon
ſi cruelle à un vil intérêt, je ne
me poſſedois pas. Quel coup ac-
cablant pour un cœur auſſi fier
que le mien! car il faut l'avouer,
ma fureur n'étoit cauſée que par
ma vanité ; mon amour n'étoit
pas d'une nature à produire dans
mon cœur des mouvemens ſi violens, ſi ma fierté, que cet outrage offenſoit, ne s'en étoit mê-
lé. L'infidélité de la S *** m'avi-
liſſoit à mes propres yeux. Je me
croyois aimé, il étoit déſeſpe ant
de re connoître une erreur qui

m'avoit flatté agréablement. J'é-
prouvai pendant quelque sinſtans
les differentes agitations que peuvent cauſer la colere & la haine;
mais enfin la réflexion vint au ſecours, & me fit enviſager mon
avanture dans un autre point de
vûe. L'orgueil avoit fait preſque
tout le mal; il le répara: j'exami-
nai avec plus de ſang-froid l'objet de mon chagrin; il me fit rougir. Un pareil procédé me parut
ſi mépriſable, que j'eus honte
d'y avoir été ſenſible: je me re-
prochai mon emportement comme une foibleſſe miſérable. L'indignation éteignit mon reſſentiment & mon amour; il ne me
reſta plus qu'un parfait mépris
pour la S***. & je réſolus d'y
renoncer abſolument.

Je ne voulus pas cependant
rompre tout-à-fait avec elle ſans
me donner la ſatisfaction d'une
petite vengeance. Je me rendis

le lendemain après midi chez elle. C'étoit le jour défigné dans la Lettre pour l'inftallation de l'heureux Milord dans fes bonnes graces. J'entrai malgré les repréfentations d'une vieille gouvernante, confidente des myfteres , qui me reprefenta vainement que Mademoifelle ayant été incommodée une partie de la nuit & de la matinée , fe repofoit pour lors. Je fus inéxorable à fes remontrances ; j'ouvris la porte de l'appartement qui receloit ma fidelle maîtreffe. Qu'elle me parut aimable ! Je me fentis ému ; mais cette émotion fut bientôt étouffée par ce que je vis. Mon rival fortuné étoit vis-à-vis d'elle , occupé à pouffer des foupirs fterlings ; c'eft-à-dire en François , qu'il comptoit de l'or fur une table qui étoit entr'eux. Ma perfide fenfible à cette maniere d'expliquer fes défirs ,

L iij

y prêtoit une attention fi férieu-
fe, qu'elle ne prît pas garde à
moi; j'étois près d'eux, qu'ils ne
m'avoient pas encore apperçu.

Je fuis mortifié de vous dif-
traire, Mademoifelle, lui dis-je.
Ah Ciel ! reprit-elle, en levant
les yeux fur moi, la furprife ne
put lui permettre d'en prononcer davantage; elle demeura immobile; je la pétrifiai; ma préfence lui montroit toute la dif-
formité de fon caractere. Quelques dépravées que foient certaines ames, elles ont peine cependant à fe familiarifer avec leur
propre laideur. Continuez, Mademoifelle, pourfuivis-je, que je
ne vous interrompe pas. En difant cela je m'avançai vers elle
d'un air aifé, & lui mettant ca-
valierement la main fous le men-
ton : vous avez bon vifage pour
une malade; en vérité vous êtes
jolie, mais charmante; allons,

un petit baiſer, & puis je vous laiſſe continuer vos comptes.

Mon Etranger cependant me regardoit avec de grands yeux ſans proferer un ſeul mot. Il étoit ſans doute interdit de voir un jeune homme de mon âge prendre de telles privautés avec une perſonne ſi reſpeſtable, & dont la familiarité lui coutoit ſi cher. Pendant qu'il étoit occupé de ces réflexions, je continuois toujours ſur le même ton ; mais lui diſois-je, aurois-je eu le malheur de vous indiſpoſer contre moi. Pourquoi donc, M. reprit-elle ? Je ne ſçai, pourſuivis-je, votre abord glacé m'interdit, vous me regardez préciſément de l'air dont on regarde quelqu'un de qui la préſence importune. Vos yeux ne me diſent rien ; ce langage muet qui leur eſt ſi familier. . . . . Et quel langage ſi familier vous parlent-ils donc ordinairement, in-

L iiij

terrompit-elle ? La queftion eft
adorable, dis-je, en éclatant de
rire, mais en vérité je m'y perds.
Sçavez-vous bien, M. reprit-elle
aigrement, que ce que vous di-
tes-là eft du dernier ridicule ? Oui,
du dernier ridicule, je vous en
avertis. Mon Dieu, que vous
avez mauvaife grace de plaifanter comme vous faites, pourfuivit-elle, voyant que je riois toujours, vous vous imaginez que
votre air ricanneur vous fied à
merveille. Ah j'y fuis enfin, répondis-je, je fens mon indifcré-
tion : je fuis un étourdi, je le
vois, je vous en demande mille
pardons. M. m'a paru de vos
amis ; j'ai cru pouvoir laiffer é-
chapper devant lui un myftere
que j'aurois dû cacher à tout l'U-
nivers ; je fuis bien confus de ma
faute. Bon-jour ma belle petite
Reine, je me retire. A propos,
j'ai trouvé fur moi je ne fçai quel

papier que je crois s'adreſſe à
vous; je vous le remets : une autre fois, comptez que je ſerai
moins brouillon. En diſant cela
je jettai négligemment la Lettre
qui m'avoit inſtruit de ſa perfidie.

Les pieces d'or dont j'avois
interrompu le calcul, étoient
toujours ſur la table dans le même ordre, la S *** les conſidé-
roit par intervale, la fierté de
ſes regards venoit ſe briſer contre
ce fatal écueil, ſes yeux s'atten-
driſſoient à cette vûe. Je fus témoin des differentes agitations
que produiſoient dans ſon ame
les paſſions dont elle étoit affec-
tée. Flottante entre l'utile & l'a-
gréable, elle ſe voyoit dans la
triſte néceſſité de n'avoir plus de
choix à faire, & d'être ſur le
point de les perdre tous deux.
Adieu, Madame, pourſuivis-je, en
lui faiſant une profonde révé-

rence, je prendrai mieux mon tems, lorsque je voudrai me pro- curer l'honneur de vous voir. Arrêtez, Monsieur, interrompit l'Etranger, qui jusques-là dans un silence stupide, s'étoit con- tenté de nous examiner. C'est moi qui suis de trop ici. Vous remarquerez qu'en parlant il re- prenoit son argent & le remettoit dans le sac. La S *** qui le vit s'aprêter sérieusement à la priver de ce qu'elle regardoit comme une derniere ressource dans son malheur, ne pût tenir contre une avanie aussi mortifiante. Que faites-vous, Mylord, s'écria- t - elle douloureusement ! faut-il que les étourderies de Monsieur fassent impression sur vous ? Ex- cusez-moi, Mademoiselle, reprit- il gravement , nous pourrons retrouver un instant plus favora- ble, d'ailleurs il n'y a rien de si pressé , aujourd'hui , demain , quand il vous plaira, j'attendrai votre commodité, ayez soin seulement de me faire avertir lorsque vous serez libre.

La S *** voyant le sac & l'étranger prêts à s'éloigner, ne ménagea plus rien pour les retenir. Tout ce qu'une femme coquette & intéressée peut imaginer de plus séduisant, fut employé inutilement; Mylord étoit inébranlable. Je trouvai son procedé singulier; car enfin cette avanture deshonorante pour toute autre femme, n'étoit qu'une bagatelle pour la S *** qui ne devoit pas la faire rejetter, à moins qu'il ne se fût formé une idée romanesque de sa vertu, ce qui n'étoit pas naturel.

Je me repentis d'avoir poussé la vengeance si loin, & je cherchois en moi-même des raisons pour réparer une partie de mes torts; déja je commençois à prier

affectueufement l'opiniâtre An-
glois de refter, & de ne point interrompre les affaires qu'il avoit
à terminer , lorfque la S *** qui
prit apparemment ce que je difois
pour un nouvel outrage , s'em-
porta contre moi , & me regardant avec des yeux enflammés de
colere & d'indignation, me traita
avec tant de hauteur, & me prodigua des termes fi peu mefurés
& fi énergiques, qu'elle m'éffraya
& me força , malgré ma bonne
volonté, à fortir précipitamment.
Mylord ne refta pas long-tems
après moi , je n'étois pas au bout
de la ruë qu'un mouvement involontaire , me faifant retourner la
tête, je le vis remonter dans fon
caroffe.

Cet accident eut des fuites pour
moi plus mortifiantes que je ne
l'aurois imaginé. Mon avanture a-
vec la S *** fut fçûe par une de fes
compagnes avec laquelle Milord

conſomma le marché qu'il n'avoit fait qu'ébranler avec elle. La charité n'eſt pas une vertu qu'elles pratiquent entr'elles fort ſcrupuleuſement. Jamais peut-être avec un auſſi grand beſoin d'indulgence reciproque pour certains petits travers , on ne s'épargna ſi peu. C'eſt là qu'on tient un compte fidele de tout ce qui peut intereſſer la réputation , on ne ſe fait grace ſur rien. La jalouſie eſt l'ame de tous leurs mouvemens , elles s'étudient avec attention ; leur critique malicieuſe , qui n'a que trop de ſujet de s'exercer , ne manque jamais de ſaiſir les endroits intereſſans , pour en faire des Romans ridicules , & ſe rendre par ce moyen la fable & la riſée du Public. Rivales de honte & d'infamie , on diroit , à voir le ſoin qu'elles prennent de dévoiler mutuellement leur deshonneur , qu'elles ont intérêt de dé-

mafquer leurs vices à nos yeux
défabufés, & de nous faire fentir à quel point elles font viles &
méprifables.

Cette réflexion eft peut-être
trop chagrine; je crois m'en appercevoir, & je prie le Lecteur
de lui faire grace. C'eft un refte
de mauvaife humeur qui me do-
mine encore au fouvenir defagréable que cette fcene me re-
trace. J'eus la mortification de
voir mon avanture divulguée
dans tout Paris, & d'en entendre faire mille mauvaifes plaifanteries. Le ridicule dont elle me
couvrit me fit fouffrir cruellement; mais qu'y faire, mon imprudente conduite me l'avoit at-
tiré, il fallut m'armer de réfolution, & prendre patience en en-
rageant. Tout s'oublie à la fin,
d'autres objets mériterent l'attention du Public, & m'effacerent
de fa mémoire.

Lorsque je rendis visite à M. de Vertain , je fus beaucoup mieux reçu que la premiere fois. La conformité de mon malheur avec le sien , me fit rentrer en grace avec lui. Telle est la nature du cœur de l'homme de trouver sa consolation dans le malheur d'autrui. Sommes-nous dans le malheur, la félicité des autres semble aggraver le sentiment de douleur que nous cause notre situation : nous ne pouvons, sans un grand effort sur nous-mêmes, nous empêcher d'éprouver les mouvemens d'une aversion secrete contre ceux qui sont plus heureux que nous. Cessent-ils de l'être , leur infortune nous les réconcilie.

Je reconnus la verité de ce sentiment en voyant Monsieur de Vertain. L'infidélité de la S*** l'avoit vangé ; je n'étois plus à ses yeux un rival favorisé & par con-

féquent haïffable ; victime ainfi
que lui du caprice & de la perfidie d'une femme volage , ma deftinée n'infultoit plus à la fienne.
Il me reçut de l'air du monde le
plus obligeant. On parla de mon
accident, il fut le premier à m'en
plaifanter , mais legerement , en
homme qui fentoit que j'étois en
droit d'ufer de reprefailles. Ma parente, qui n'avoit pas les mêmes raifons de me ménager , ne me traita pas avec tant d'humanité. Elle
me fit de férieufes remontrances
fur le défordre de ma conduite ;
je voulus quelque tems me tenir
fur la négative , mais il me fut
impoffible de la perfuader de mon
innocence. Vous vous deffendez
vainement, Marquis, me dit-elle,
votre avanture a fait trop d'éclat
pour être ignorée, vous ne nous
en impoferez pas. La feule grace
qu'on peut vous faire eft de vous
pardonner , mais à condition d'ê-
tre

tre plus fage à l'avenir. J'aime à le voir rougir , pourfuivit-elle , c'eft une bonne marque. Je rougiffois effectivement. Il eft defagréable de s'entendre réprocher un attachement honteux, par une femme auffi aimable que Madame de Vertain. Comme elle vît que les exhortations & les railleries commençoient à m'embaraffer, elle eut pitié de moi , & fit tomber la converfation fur d'autres objets. On fe mit à table , & j'eus le plaifir de la voir s'empreffer par fes manieres engagentes à diffiper la petite mortification qu'elle m'avoit fait effayer.

Je me préparois à me me retirer après le dîner, Madame de Vertain s'en apperçut. Où allez-vous, Monfieur le Marquis , me dit-elle, à la Comédie , fans doute ? Voilà le fujet qui vous fait éclipfer fi fubitement. Reftez, s'il vous vous plaît, Monfieur, votre

Oncle doit vous venir reprendre ce soir , je me suis chargée du soin de vous garder jusqu'à ce tems-là, je vous sers de Surveillante , & je ne prétens pas vous perdre de vûë. Me refuserez-vous, de me tenir compagnie ? Je serai seule toute la journée. Je fis une profonde inclination en signe de consentement. M. de Vertain sortit , & la compagnie qui avoit dîné chez lui se dispersa , me voilà donc tête-à-tête vis-à-vis de sa femme.

Convenez , me dit-elle , dès que nous fûmes seuls, que vous me voulez bien du mal de vous gêner comme je fais ; n'est-il pas vrai que je suis bien cruelle? dites plûtôt bien injuste , Madame, repris-je, de penser que je sois gêné lorsque j'ai l'honneur d'être auprès de vous. A votre age, repliqua-t'elle , on n'est gueres sensible qu'au plaisir. Par exem-

ple vous ne vous êtes jamais avi-
sé de dire à la S * * * que vous
aviez l'honneur d'être auprès d'elle, je suis cependant persuadée
que vous ne vous trouvez pas si
bien ici qu'avec elle. Eh de grace, Madame, repris-je, épargnez-
moi, ne me parlez plus de cela
je vous en conjure. Non, je ne
vous en parlerai plus devant le
monde , continua-t'elle , mais
dans le particulier vous me permettrez de vous quereller un peu.
Avouez vos torts , n'est-il pas
honteux qu'un jeune homme de
votre figure & de votre naissance ait donné dans cette espece
de libertinage ? Je ne dis pas
qu'à l'âge que vous avez il soit
absolument nécessaire de renoncer aux plaisirs. Je suis bien éloignée d'une morale si déraisonna-
ble. Au contraire je suis persuadée que la sensibilité est une preuve de la noblesse de l'ame. Ce que

M ij

je vous conseille seulement, c'est
un peu plus de délicatesse sur le
choix, les plaisirs n'en sont que
plus touchans & plus vifs. C'est
ce qu'on persuade difficilement
aux jeunes gens, ils se laissent séduire par la facilité que ces sortes
de femmes offrent à leurs desirs,
leur cœur a bien-tôt épuisé les
charmes d'une volupté insipide,
dénuée de sentiment, où l'ame
ne prend aucune part, & qui n'a
d'autre suite que le dégoût &
l'ennui. Je vous convaincrois aisément de cette vérité, pour peu
que vous voulussiez être de bon-
ne-foy, & je vous ferois convenir que rien n'est moins flateur
pour une ame délicate que les
plaisirs ausquels vous vous êtes
abandonné. Ah, Madame, m'é-
criai-je, oubliez, je vous en
supplie, ma malheureuse avanture, mes remords m'en punissent
assez. Eh bien oüi, je l'oublierai,

repliqua-t'elle, je ne vous en parlerai plus qu'aujourd'hui, je
vous le promets, lorſque vous
m'en aurez rendu un compte
exact, il n'en ſera plus queſtion.
Qu'entendez-vous par un compte exact, repris-je? J'entends par
un compte exact, repliqua-t'elle, un récit de votre liaiſon avec
la S *** fidelement circonſtancié.
comme je ſuis aſſez de vos amies
pour vouloir vous aider de mes
conſeils, j'exige de vous cette legere marque de confiance. Ah,
Madame, que demandez-vous,
lui repondis-je, ne ſuis-je pas déja aſſez malheureux de n'avoir pû
me ſauver de ce ridicule vis-à-vis
de vous? Après l'aveu que je viens
de vous en faire, qu'exigez-vous
de plus. Bien des choſes, reprit-
elle, en me faiſant aprocher d'elle. Je ne ſçai rien ſur votre compte que tout le monde ne ſçache,
mais il eſt de certains traits, des

détails singuliers qui ne sont connus que de vous, & dont je suis extrêmement curieuse.

En disant cela Madame de Vertain me regardoit attentivement. Un peu d'experience m'avoit rendu éclairé. Je sentis toute la valeur de ce que ce regard signifioit. Je compris que Madame de Vertain n'étoit pas fort éloignée d'agir contre ses propres principes, & que la pente, trop facile vers le plaisir, qu'elle condamnoit dans les autres, pourroit bien-tôt cesser d'être blamable lorsqu'elle y seroit interessée. Chacun a la liberté de se faire un système, & l'on ne consulte ordinairement que son goût pour l'arranger. Je devinai le sien à ses questions ; mon cœur, dominé par son penchant, n'eût pas de peine à dévoiler le motif de sa curiosité.

Je n'étois ni d'âge, ni de tempérament à m'y refuser. Il y avoit déja plus de quinze jours que j'étois broüillé avec la S * * * accoutumé à joüir de la douceur d'être amufé par quelque attachement, ma fenfibilité fe prêta de bonne grace à la bonté qu'avoit Madame de Vertain de vouloir bien l'occuper.

Je fuis perfuadé qu'on fera furpris de me voir livrer avec tant d'inconfideration au premier engagement qui fe prefente, fans étudier ni le cœur, ni le caractere. J'alleguerois vainement pour ma défenfe un penchant infurmontable, on m'objecteroit que je pouvois me fervir de ma raifon pour le vaincre, j'en conviens, c'eft ainfi que j'en juge moi-même à prefent, que les objets s'offrent à moi dans un point de vûë different. La moindre petite réflexion fuffit pour refrener les mouvemens de mon cœur, il eft devenu docile, mais je me fouviens d'un tems où je trouvois le raifonnement bien foible contre le feu des paffions.

Madame de Vertain, belle comme l'amour, eut brouillé les réflexions dans une tête plus phi-lofophe que la mienne. Je vou-drois que mon pinceau fut affez délicat pour donner au lecteur une legere idée de fa figure, peut-être cela le difpoferoit-il à traiter ma foibleffe avec un peu plus d'indul-gence ; mais j'avoue naturelle-ment que cette entreprife eft au-deffus de mes forces. Rien de fi aifé que de repréfenter une femme qui n'eft que belle. Il ne faut qu'une adreffe fort ordinaire pour dire que l'ovale d'un vifage étoit parfait, y placer enfuite de grands yeux noirs, & bien fendus, doux ou fiers, vifs ou languiffans, au choix de l'Auteur, un nez tail-lé par l'amour, une petite bou-che parfaitement bordée, ornée

de deux rangs de perles ; appliquer sur le tout un teint , dont les
roses & les lys semblent se disputer l'Empire ; ces sortes de des-
criptions ne sont pas rares , on
les trouve toutes faites en mille
endroits. On peut encore y ajoû-
ter des cheveux d'un noir de jais,
ou d'un cendré admirable , qui
tombant à grosses boucles sur un
sein d'une blancheur éblouissan-
te , font un effet digne de l'adora-
tion des mortels , & des désirs
des Dieux . Ne voilà-t-il pas un
portrait qui conviendroit à toute
autre , mais qui ne rendroit pas
Madame de Vertain , telle qu'elle étoit, ou telle peut-être qu'elle
me parut.

Cé seroit la peindre imparfai-
tement de dire qu'elle étoit fort
belle. Qu'on s'imagine la beauté
relevée de tout l'avantage que
lui peuvent prêter les graces ,
qu'on ajoûte à la plus exacte ré-

gularité, ce je ne fçai quoi qui forme une phifionomie charman-te , dont la feule vûe fait naître les défirs les plus délicieux, qui s'empare de notre ame, qui la touche , qui la pénétre intime-ment, & la livre toute entiere aux avant-coureurs des plaifirs les plus féduifans. Des yeux animés par l'amour , qui expriment par leurs regards paffionnés l'agita-tion d'un cœur formé pour la ten-dreffe, & dont les traits de feu infpirent la volupté dont il font les interpretes ; qu'on fe repré-fente ce fentiment de volupté, ca-ractérifer jufqu'à leurs moindres mouvemens ; embrafer tout ce qu'il rencontre ; porter le défor-dre dans l'ame , & l'afervir aux impreffions des fens. La mienne, quoique familiarifée avec le plai-fir, n'avoit jamais reffenti tant d'é-motion. Les détails que Mada-me de Vertain exigeoit de moi,

n'étoient gueres propres à la diminuer.

Je m'appercevois que mon
imagination s'échauffoit par dégrés, la foule des défirs qui m'a-
gitoient, fe répandoit fur les fi-
tuations de mon récit. Elle m'in-
terrompoit de tems en tems. Eft-
il poffible, s'écrioit-elle, que vous
ayez eu tant d'ardeur pour une
perfonne qui le méritoit fi peu ?
Que feriez - vous donc pour une
femme tendre & délicate? Ah, Madame, lui dis-je, je mourrois d'excès de plaifir, mon ame ne pourroit contenir la joye, dont elle feroit enyvrée, la feule idée d'un
pareil bonheur me met hors
de moi-même. Quel dommage,
pourfuivoit-elle, que ces tranfports fi charmans ayent été pro-
digués en pure perte, car je fuis
perfuadée que dans ces inftans
précieux, où votre cœur étaloit
toute fa fenfibilité, on n'y répon-

doit pas avec la même franchise. Vous n'avez obligation du bonheur qui vous séduisoit , qu'à l'habitude de céder, à la vanité , & au goût superficiel du plaisir , motifs indignes d'être la récompense du véritable amour. Une tendre rêverie dans laquelle Madame de Vertain vint à se plonger , m'avertit qu'il étoit tems de mettre à profit les heureuses dispositions où je la voyois. Les trop longues réflexions sur le plaisir ne lui sont pas toujours avantageuses ; en pesant trop sur le sentiment , on court risque de l'émousser , il ne faut que l'éfleurer pour en goûter les charmes. Je craignis que Madame de Vertain ne se refroidit , cela me fit précipiter mon récit , pour arriver à quelque endroit intéressant. Je quittai pour lors le récit , & j'en réduisis le sujet en action. Cette maniere de rendre les faits par imitation, tira Madame de Vertain de sa rêverie. Ce n'est pas cela que je demandois, me dit-elle, vous passez les bornes, arrêtez, ah ! Je continuois toujours ma description, bientôt un soupir échapé , m'apprit qu'on m'écoutoit avec plaisir. Elle se leva avec précipitation, je la suivis en l'entretenant toujours sur le même ton, la même distraction qui l'avoit fait lever de son siege, qui m'avoit paru pour lors un meuble fort incommode , la conduisit auprès d'un Canapé , où mes empressemens redoublés à dessein, la firent asseoir. Je me mis à ses genoux ; mes desirs inquiets ne me laisserent pas long-tems dans la même situation , Madame de Vertain feignoit de détourner la vûë de dessus moi ; un coup d'œil que je surpris à la dérobée m'apprit mon devoir , je la pressai, elle ceda après une

legere réſiſtance , elle comptoit
ſans doute aſſez ſur le pouvoir
de ſes charmes, pour ſentir qu'elle n'avoit pas beſoin d'irriter les
deſirs d'un Amant par des obſtacles difficiles à ſurmonter : rien
ne ſembloit pouvoir éteindre la
flâme dont j'étois dévoré. Les
plaiſirs en foule ſe ſuccédoient
les uns aux autres, & toujours
avec la même vivacité. Jamais
la volupté ne s'étoit montrée à
moi ſous une forme ſi attrayante.

Madame de Vertain en proye
aux mêmes déſirs , partageoit
mes tranſports ; touchée de voir
à quel point ſes charmes m'a-
voient rendu ſenſible , elle me
prodiguoit les careſſes les plus
propres à m'enflammer encore
d'avantage. Notre ardeur paroiſſoit prendre de nouvelles forces,
au lieu de s'affoiblir dans le ſein
de la volupté. Aucuns de ces in-
tervales de réfroidiſſement, qui

font ordinairement languir les conversations les plus passionnées, n'interrompirent notre entretien. J'avois toujours quelque chose à lui dire, à quoi elle ne manquoit pas de répondre obligeamment. Enfin il étoit déja presque nuit, que je ne croyois être demeuré auprès d'elle que quelques inſtans. Toujours dévoré de mes deſirs, ils ſubſiſtoient encore dans toute leur force, même après avoir épuiſé juſqu'aux dernieres reſſources de ma tendreſſe.

L'aveuglement des paſſions ne ſçauroit ſubſiſter long-tems lorſque nous nous y abandonnons ſans reſerve, l'uſage immoderé des plaiſirs en détruit l'illuſion, nos yeux ſe deſſillent, honteux, d'avoir été le jouet d'une erreur frivole, nous ne tardons pas à nous reprocher nos emportemens & nos foibleſſes. D'où vient un changement si subit? Prend-il sa source dans notre cœur, ou dans les objets qui faisoient impression sur lui? Je n'oserois prendre sur moi de décider cette bizarerie. Je serois également tenté d'en accuser le caprice, ou d'en faire honneur à la réflexion. Ce qui nous a plû une fois, devroit-il cesser de nous plaire? On diroit que la volupté n'est faite que pour être entrevûë. Elle perd toujours à l'examen. Triste necessité de ne connoître les charmes d'un sentiment passager, que pour en regretter plus vivement la privation.

Je ne croyois pas que rien fut capable de diminuer mon attachement pour Madame de Vertain. Les premiers jours se passerent dans des transports & des ravissemens continuels, m'imaginant trouver dans ma tendresse une source intarissable de plaifirs, fûr de la complaifance & des bontés de l'objet de mon amour, je ne me ménageai point fur les preuves que je lui donnois de ma reconnoiffance. Une dégradation infenfible de la vivacité de mes fentimens, altera le prix de ces mêmes bontés qui m'étoient fi cheres auparavant. En m'apercevant qu'elles étoient frequentes, je les defirai moins ardemment. Dans le cours des converfations les plus animées, quelques nuances de langueurs venoient en rallentir les endroits intéreffans, je crus que ces petits nuages, foibles dans les commencemens, provenoient de l'excès de ma paffion; je voulus même m'en faire un nouveau mérite auprès de Madame de Vertain; mais elle s'y connoiffoit trop bien pour être trompée; ils furent enfuite fi fouvent réiterés, que j'ouvris enfin les yeux, il n'y eût plus moyen de

me déguiser la verité, les faits par-
lerent d'eux-mêmes.

Surpris de voir succeder tant
de tiédeur à mes premiers empressemens , j'employai tout ce
que j'avois de morale pour m'exciter à la constance , tentatives
inutiles , rien ne me put preser-
ver de ma chûte; je vins enfin au
point de ne plus desirer du tout.
Je tenois toujours bon , cependant, la vanité me fit faire des
efforts presque surnaturels pour
surmonter des obstacles qui crois-
soient tous les jours. J'appellai l'i-
magination à mon secours, elle me
soutint encore quelque tems; je fis
ce qu'on appelle des châteaux en
Espagne; plusieurs idées étrange-
res, réünies ensemble, me firent
trouver encore quelques momens
heureux, quoiqu'elles fussent dé-
tachées de l'objet sur lequel elles
agissoient. Je ne sçai trop si cet
endroit sera bien intelligible; il

faut avoir aimé, & s'être trouvé dans de certaines détreſſes
pour le ſentir. Je voudrois qu'il
me fut permis de me rendre plus
clair. Au reſte ceux qui ne le ſai-
ſiront pas dabord ſe le feront
expliquer. Quoiqu'il en ſoit, cette
foible reſſource s'épuiſa comme
les autres. Quinze jours que je
paſſai à la campagne avec Madame de Vertain acheverent de
m'ôter juſqu'à la moindre lueur
d'eſperance que mon ame put revenir de ſon abattement.

Je ſoupirai amerement de l'é-
tat d'inſibilité où je me trouvois.
Madame de Vertain, qui compre-
noit mieux que moi combien j'é-
tois à plaindre, mit tout en uſage
pour adoucir l'horreur de ma ſituation. Confus de bontés ſi peu
meritées, je voyois avec peine
les ſoins qu'elle prenoit de rétablir le calme dans mon cœur déchiré des plus ſenſibles regrets.
Ses bienfaits, comparés à mon peu

de reconnoiſſance, aggravoient
encore mes crimes & mes malheurs. Que faites-vous, Madame, lui diſois-je un jour qu'elle
m'avoit trouvé dans un cabinet
de verdure, où j'étois occupé à
gemir ſur mon infortune? Que
faites-vous? Ah, Madame, laiſſez-
moi fuir votre préſence, elle me
reproche d'une maniere trop
cruelle combien je ſuis coupable. Ah de grace, épargnez-moi,
continuois-je, voyant qu'elle s'ap-
prochoit de moi pour confondre
ſes ſoupirs avec les miens, ne
prodiguez plus des bontés dont
je me reconnois indigne. Je ſuis
un ingrat. Cruel, repliquoit-elle,
vous m'eſtimez donc aſſez peu
pour croire que la poſſeſſion de
votre cœur puiſſe encore me laiſſer quelque choſe à déſirer.
Qu'a-donc votre état de ſi dou-
loureux, s'il eſt vrai que vous
m'aimiez véritablement? Eſt-ce
une volupté fragile, dont les

excès honteux auroient dû nous faire rougir, qui fait votre défespoir ? Hélas ! je n'y paroiſſois ſenſible que par complaiſance pour vous. Si vous ſçaviez les efforts que cette complaiſance me coutoit, combien je prenois ſur moi-même pour m'y prêter, vous vous eſtimeriez heureux d'être devenu raiſonnable, puiſque c'eſt au retour de votre raiſon que je dois mon bonheur & mon repos.

Vous ignorez les plus grands plaiſirs de l'amour, continua-t'elle, ces tendres épanchemens de l'ame, ces ſentimens délicats qu'inſpire une flamme épurée & dégagée du commerce des ſens, ces charmantes émotions d'un cœur, dont les deſirs n'ont pour objet que la douceur d'aimer & d'être aimé, ces biens ne ſont-ils pas préférables aux appas trompeurs de la ſenſualité ?

Quoique les raiſons de Ma-

dame de Vertain ne fuffent pas
fans replique, cependant fes tendres confolations rendoient ma
douleur un peu plus calme. J'ad-
mirai fa générofité, je me prêtai
aux raifonnemens captieux qu'elle lui faifoit inventer pour me féduire, mon cœur perdoit peu-à-
peu le fentiment de fon infortune, je fentis renaître quelques
defirs. Madame de Vertain en me
confolant, avoit un air touchant
que je ne lui avois pas encore
vû. Fier de l'effet que cette nouveauté faifoit fur moi, j'en voulois fuivre les impreffions. Ne
voilà-t'il pas de vos rechûtes ordinaires, me difoit-elle avec
bonté ? Ah ! mon cher Marquis,
donnez-moi d'autres preuves de
votre amour, eft-ce ainfi que
vous profitez de ce que je viens
de vous dire ? Ah, Madame, repli-
quai-je, c'eft pour me mettre en
état d'en profiter, que j'ai recours

à vos bontés. Finissez-donc, pour-
suivoit-elle, d'un air languissant
qui lui prêtoit encore de nouveaux charmes, arrêtez. Ah!...
non, vous vous trompez. Non,
je ne me trompe pas, repris-je
avec précipitation, de grace,
Madame, ne vous opposez pas
davantage à ma gloire & à mon
bonheur. Qu'exigez-vous, conti-
nuoit-elle? A quoi me réduisez-
vous? Non, je n'y consentirai
jamais.

La résistance de Madame de
Vertain acheva ce que sa tendresse avoit ébauché. Je fus
heureux; mais ce n'étoit plus
qu'une éteincelle d'un feu prêt à
expirer. Me voilà retombé dans
mon premier état, que cette foible lueur rendoit encore plus
malheureux. Trop de bonté lasse
à la fin. Madame de Vertain, ennuyée sans doute de la durée de
mon infirmité, consentit aisément à recourir à l'absence pour

la diffiper. Je revins à Paris, dans la réfolution, puifque nous n'avons qu'une étenduë limitée de fenfibilité d'être à l'avenir meilleur ménager d'un bien qui fe perd fi facilement.

Je repris mes exercices ordinaires. Je fus un jour en revenant de l'Académie, abordé par un inconnu, qui me demanda fi je n'étois pas le Marquis de.... A peine lui eus-je répondu, qu'il me donna une Lettre & difparut. L'air myfterieux avec lequel cette Lettre m'avoit été remife, ne me permit pas d'en differer l'ouverture. Je reconnus la S***. pour la perfonne qui me l'envoyoit. Elle étoit conçue en ces termes :

M'intereſſerois-je encore à vous après la maniere dure avec laquelle vous m'avez quittée? Non, fans doute, je ne vous aime plus;

fi

ſi je ſonge encore à vous, rendez-en grace à mon reſſentiment. Une autre à ma place ſe croiroit peut-être épriſe ; mais je le ſens, je ne ſuis que picquée. Je ſerois au déſéſpoir que l'amour ſe déguiſât ſous les mouvemens de ma vanité. Que je ſerois honteuſe d'être la dupe d'une pareille ſupercherie ! Je ne ſçai cependant.... je crois que la tête me tourne ; mes idées ſe brouillent.... Ne pourriez-vous pas m'aider à en démêler la confuſion ? Je vous attends, Monſieur, viendrez-vous ? Si vous êtes encore aſſez fou pour m'aimer, je pourrois être aſſez folle pour.... Méritez-vous qu'on vous le diſe ? Non, venez l'apprendre vous-même. Il eſt joli, en vérité, que vous me forciez à des démarches de cette nature.

Ce ſeroit une entrepriſe inſenſée de vouloir rendre raiſon de nos bizarreries & de nos caprices. Cette Lettre, toute extravagante qu'elle étoit, me trouva plus de senfibilité, que la fituation de mon ame ne m'en pouvoit naturellement promettre. Je n'aurois jamais ofé me flatter d'un fi prompt retour. Si je me rappellai la perfidie de celle qui m'écrivoit, le nouveau goût que je me fentois pour elle me difpofoit à l'indulgence. L'idée du plaifir effaça tout. Surpris & charmé du triomphe qu'elle remportoit fur l'indolence de mon cœur, je réfolus d'aller où l'on m'invitoit, dans l'efperance d'y reprendre ma premiere forme, & d'y retrouver cette abondance de défirs, dont la perte me rendoit inconfolable.

Fin de la premiere Partie.

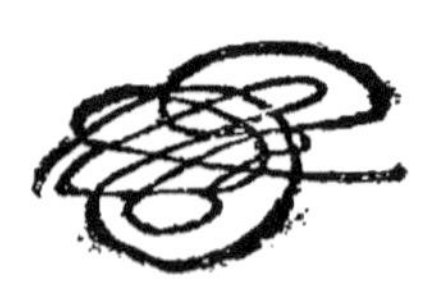

a-
u-
fi-
en
et-
ne
Si
de
au
lle
li-
ur-
'el-
de
où
ce
'or-
on-
rte

HISTOIRE

DU
COEUR HUMAIN,

OU
MEMOIRES

DU MARQUIS DE***
SECONDE PARTIE.

A LA HAYE.

M. DCC. XLIII.

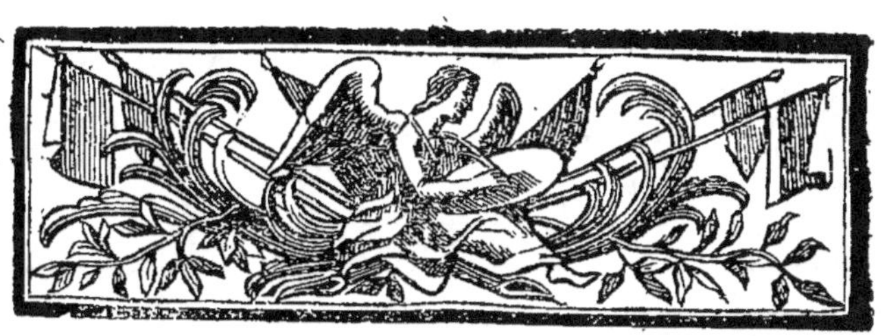

HISTOIRE

D U

COEUR HUMAIN.

SECONDE PARTIE.

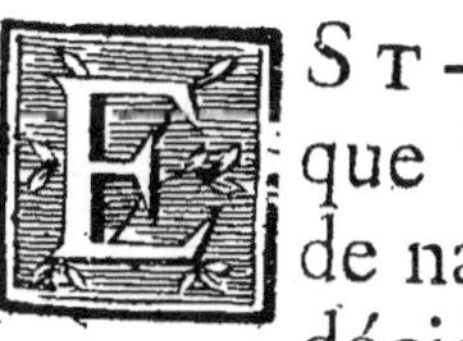EST-il absolument vrai que l'on soit à plaindre de naître avec un goût décidé pour les plaisirs? Il faudroit, pour en juger sainement, pouvoir faire une exacte combinaison des biens & des maux que ce goût nous fait éprouver : calcul épineux où la raison se perd. A combien de

II. Partie.   A

démarches extravagantes la pente trop facile vers la volupté
n'eſt-elle pas capable dé nous
porter ? La rapidité du torrent qui nous entraîne ne nous
laiſſe pas le tems d'enviſager les
objets ; nous nous laiſſons ſédui-
re, un voile impoſteur nous aveugle : frivoles jouets de nos paſſions, leur yvreſſe ne permet à
notre ame aucun retour ſur elle-
même, & la prive par ce moyen
de la ſeule reſſource qu'elle pourroit oppoſer à l'illuſion. Elle a
beſoin pour rentrer dans ſes droits
& reprendre ſa dignité de jouir
d'une paix dont le tumulte des
ſens la rend incapable. On rai-
ſonne ainſi de ſang-froid, & lorſque le cœur devenu docile aux
réflexions, n'eſt plus dominé par
la force d'un aſcendant invinci-
ble ; mais j'en appelle à l'expérience, rappellons-nous le ſouvenir de ce que nous avons reſ-

senti nous - mêmes dans ces occasions dangereuses où nos réflexions n'ont servi qu'à nous mieux convaincre de notre foiblesse : pour peu que notre mémoire nous serve fidellement, elle nous retracera quelques-uns de ces instans qui nous paroissoient si délicieux, ou captivés par le sentiment ; la vivacité de ses impressions agissoit sur notre ame avec tant d'empire, & nous serons presque forcés de convenir que l'esprit, quoique beau raisonneur, n'est souvent qu'un sophiste lorsque le cœur se met de la partie.

Mon nouveau goût pour la S ***. ne faisoit pas l'éloge de ma délicatesse, j'en conviens, je passe condamnation sur cet article, aussi-bien que sur une infinité d'autres où ma conduite n'a pas été plus raisonnable, je ne me donne pas comme un mo-

dele à fuivre, je penfe l'avoir
déja dit, & je fuis bien éloigné
de chercher à juftifier mes fautes.) Je ne pouvois m'abufer fur
la maniere dont elle méritoit
qu'on penfât fur fon compte ; fa
conduite avec moi m'apprenoit
affez ce que je devois en attendre, je ne pouvois pas me flatter d'être plus heureux dans le re-
nouvellement du bail que mon
cœur alloit contracter avec le
fien. Le paffé étoit un exemple
inftructif pour l'avenir. Je me dé-
terminai cependant avec la même fécurité que fi je n'avois rien
eu à redouter.

Vous voilà donc enfin de retour, Monfieur le fugitif, me
dit-elle en entrant, il faut en vérité bien des myfteres pour jouir
de votre aimable vûe. Je fens,
Mademoifelle, lui répondis-je,
toute la force de l'ironie, vous
me permettrez cependant de

vous faire obferver qu'elle n'eft pas trop bien placée. Lorfqu'on a brifé avec les gens par une rup-ture ouverte, je ne vois pas qu'on puiffe avec juftice leur faire un crime de leur abfence. Vous m'a-vez congedié d'une maniere fi cruelle . . . . . Deux mots d'explication, interrompit-elle, ofez-vous vous plaindre d'avoir été congedié ? Pas tout-à-fait, repris-je, je veux bien l'avouer ; mais une infidélité auffi marquée que la votre ne fuffifoit-elle pas pour m'interdire l'honneur de votre préfence. Mon Dieu, dit-elle, vous avez une mine froide, grave & picquée qui feroit peur à toute autre, mais j'efpere que vous me ferez la grace d'adoucir un peu cet air majeftueux qui ne vous fied pas trop bien, foit dit en paffant. Qu'appellez-vous in-fidélité, pourfuivit-elle ? Ma complaifance pour les follicitations

A iij

de Milord.....en étoit-elle une? Donne-t-on ce nom-là à quelques legeres bontés, incapables d'alterer le fonds de tendreſſe qui m'attachoit à vous ? Il m'offroit des ſervices, je les refuſai d'abord, il revint à la charge, plus tendre que vous, mon obſtination ne pût le rebuter ; ennuyée à la fin d'être toujours perſécutée, je me rendis par laſſitude & cédai, quoiqu'avec repugnance, à ſes importunités. J'acceptai ſes offres. Y a-t-il rien de criminel dans cette conduite ? Qu'ai-je fait que toute autre en ma place n'eut été forcée de faire ? Penſiez-vous que cela put rien prendre ſur les ſentimens que j'avois pour vous ? Mon cœur étoit exclus du marché que je faiſois avec lui, & je vous le conſervois dans toute ſa pureté.

Je ne pus m'empêcher de l'interrompre en cet endroit. Je ne

vous entends point du tout, Mademoiselle, lui dis-je, & je vous confesse naturellement que je n'ai point assez de lumieres sur le chapitre de l'amour pour être en état de faire de ces distinctions délicates entre la réalité des choses & leur image. Je n'y mets, pour moi, presque aucune difference. Tantpis pour vous, Monsieur, reprit-elle, je vous plains d'être entêté d'une opinion si extravagante. Je ne veux que vous proposer pour exemple la situation où nous sommes pour vous convaincre que votre façon de penser est pitoyable. Vous m'aimez, je réponds à votre amour, cela est à merveilles; enchantés l'un de l'autre nous ne sommes capables que de nous donner des témoignages réciproques de notre tendresse. Il y a cependant de certaines attentions nécessaires, indispensables même, de certains détails d'interêt, de fortune, minuties au-deſſous de vous & de moi. Qui s'en chargera ? Irons-nous faire diverſion aux plaiſirs pour nous en embarraſſer ? Nos cœurs trop occupés ne nous en donnent pas le loiſir. Pour remedier à cet inconvenient on ſe trouve dans la néceſſité de commettre ce ſoin ennuyeux à des gens formés exprès pour cela ; hommes riches, doux, commodes, complaiſans, accoutumés à eſſuyer nos travers & nos hauteurs, eſclaves de nos goûts, & miniſtres de nos plaiſirs ; de ces gens qui ſans cela ſeroient deſœuvrés, qui n'ont rien autre choſe à faire, & qui ſe trouvent trop heureux d'être chargés d'une commiſſion qui leur plaît à la vérité, mais qui leur coute aſſez cher, & ne leur fait pas aſſez d'honneur pour leur être enviée.

Défaites - vous , continua la
S***. de vos ridicules préjugés ,
ils font tort à votre esprit. Préjugés tant qu'il vous plaira , Mademoiselle, repris-je, j'y suis trop
attaché , & je sens que j'aurois
peine à m'y souftraire ; car enfin, quoique je connoisse peu les
hommes, ce que j'en ai vû jufqu'à préfent m'a perfuadé qu'ils
ne font rien pour rien. Les fer-
vices qu'on peut vous rendre
font intereffés ; je connois votre
bon cœur, vous êtes généreufe ,
& j'entrevois une reconnoiffance
qui m'effraye. La feule idée de
la récompenfe attachée à ces
fortes de foins me défefpere.Que
vous êtes ingenieux à vous tourmenter , me dit-elle ! Figurez-
vous que je prends un Intendant,
pouvez-vous , Monfieur , m'empêcher d'en avoir un ? Il eft vrai
qu'on ne donne pas tout - à-fait
ce titre à l'efpece de gens dont

nous venons de parler , mais cela ne fait jamais qu'une difpute de termes , ils en font les fonctions ; cela ne revient-il pas toujours au même ? & devez - vous trouver mauvais que je m'épargne par ce moyen la peine de prendre fur moi des arrangemens qui m'impatientent.

Je fentois tout le ridicule de ce raifonnement , cependant , je l'avoue à ma honte , mon cœur, mon foible cœur féduit par la préfence de la S***. éprouvoit une émotion trop flatteufe pour me laiffer la liberté de réflechir fur les défauts de fon ame , le dirai-je ? Son extravagance même la rendoit plus picquante , & fembloit lui prêter de nouveaux charmes. Elle s'apperçut de l'impreffion qu'elle faifoit fur moi , elle me connoiffoit trop bien pour s'y méprendre. Mais , en vérité , ajouta-t-elle , je fuis bien bonne

de me tant fatiguer pour chercher à vous rendre raifonnable,
comme fi j'étois dans l'obligation
de me juftifier vis-à-vis de vous,
au lieu que ce feroit à vous à le
faire. Avec tous vos beaux raifonnemens que vous dicte une
jaloufie déplacée, vous vous imaginez paroître plus tendre, j'en
doute très-fort pour moi, ce qu'il
y a de fur c'eft que cela vous rend
moins amufant, je ne fçai fi vous
vous en appercevez. N'avons-
nous pas des chofes mille fois
plus intéreffantes à nous dire ?
Un tems fi précieux devroit - il
fe confumer en difputes inutiles ?
Si vous fçaviez aimer, dans l'inftant que je vous parle.... ah !
cette remarque devroit-elle venir
de moi ? Je vous fais grace cependant des reproches que vous
mérités, convenez, Monfieur,
que j'ai l'ame bien belle.

Que notre foible raifon eft facile à féduire, & qu'une femme adroite a d'avantages fur nous, lorfque notre cœur, d'intelligence avec fes charmes, fe prête à fon triomphe, & lui fournit des armes contre nous ! Un refte de honte captivoit encore l'inftinct qui me portoit aux plaifirs, mais il n'é- toit pas affez fort pour le fufpen- dre long-tems. J'étois ébranlé, un fourire acheva ma défaite, & me fit fentir ma foibleffe dans toute fon étenduë. Mille idées voluptueufes s'emparant de mon ame, la remplirent de ce défor- dre auquel je fçavois fi peu réfi- fter. Je cédai aux accès de l'é- motion dont j'étois agitée, j'ac- cufai même mon cœur d'indo- lence, d'avoir balancé fi long- tems. Je crus que mon infenfi- bilité méritoit tout le reffenti- ment de la S ***. & j'effayai par les plus tendres careffes de me mettre en devoir de réparer mes torts. Elle feignit pendant quelques momens de s'oppofer à mes tranfports. Laiffez-moi, me dit-elle, c'eft bien cela dont il s'agit, croyez-vous que vos emporte-mens ordinaires foient capables de me convaincre pleinement de votre tendreffe? Vous vous ima-ginez qu'une femme un peu déli-cate n'envifage que des amufe-mens d'une certaine efpece. Fi-niffez, vous dis-je, je veux ab-folument être en colere. Il n'eft pas fi facile que vous vous le fi-gurez de m'appaifer, & vous vous y prenez fort mal, je veux bien vous en avertir. Ce n'eft pas ainfi que vous obtiendrez votre grace.

Je continuois toujours cepen-dant, fans m'effrayer de la cruauté dont Mademoifelle S***, fe paroit. Je fçavois trop bien qu'elle n'auroit pas la force de jouer long-tems un pareil rolle,

ce perfonnage n'étoit pas foute-
nable. La connoiffance que j'a-
vois des difpofitions de fon cœur
me perfuadoit affez que fon propre interêt prefcriroit de juftes
bornes à fon dépit. Je ne me
trompai pas. Sa fierté s'adoucit
imperceptiblement, elle devint
raifonnable, je lus mon pardon
dans fes yeux, & fa bouche me
le confirma par les expreffions
les moins équivoques que la volupté puiffe mettre en ufage.

L'enchantement qui m'avoit
obfedé auprès de Madame de
Vertain étoit détruit. Les bontés de la S***. me rendirent toute ma fenfibilité. Surpris de ce
prodige, je croyois que c'étoit
un fonge, j'appréhendois à tous
momens d'en voir la fin, mes
craintes furent vaines, graces aux
foins & aux complaifances qu'on
avoit pour moi, je m'apperçus
avec une joye inexprimable que

mon état étoit réel & conftant ;
les effais que j'en fis ne me laiffe-
rent aucun doute. Je ne fuis point
ingrat, je fentis combien j'avois
d'obligations à celle qui me le
procuroit. Attendrie par les preuves que je lui donnois de ma reconnoiffance, elle me dit qu'il
ne tiendroit pas à elle que notre
reconciliation, qui venoit d'être
l'ouvrage du plaifir, ne devint folide & durable, elle me réitera
les fermens d'une fidélité & d'u-
ne conftance à l'épreuve. Nous
jurâmes une paix éternelle dont
l'amour étoit le garant ; bonne
caution que l'amour, n'importe,
nous nous en rapportâmes aveu-
glément à fa bonne foi. L'article
des Intendans fut rayé, elle m'af-
fura qu'elle s'en pafferoit, quelques néceffaires qu'ils lui fuffent.
Je lui jurai à mon tour de renoncer abfolument à la jaloufie,
de n'être fenfible qu'à la douceur

d'être aimé d'elle , & d'y répondre par mes empreſſemens. Je
prie le Lecteur de remarquer
qu'en nous faiſant ces promeſſes
réciproques , nous ne nous enga-
gions pas ſans quelque petite re-
ſtriction mentale , qui inféroit dans
notre traité des clauſes tacites ,
ſur leſquelles nous ne jugions pas
à propos de nous expliquer ou-
vertement. On jure de s'aimer
ſans ceſſe , mais c'eſt à condition
qu'on ſe trouvera toujours aimable ; dès qu'on ceſſe de le paroître , le marché devient nul , les
parties ſont libres de droit. Une
liaiſon qui n'a d'autre fondement
que la volupté , ne ſçauroit ſubſiſter plus long-tems qu'elle.

Mon raccommodement avec
la S ***, ne m'avoit pas fait oublier Madame de Vertain , je
m'étois trop bien trouvé de la di-
verſité pour n'en pas faire uſage.
J'attendois au contraire ſon retour

tour avec impatience. Flatté de l'idée de pouvoir varier mes amu-semens, je me faisois une image délicieuse des plaisirs que ce nou-vel arrangement me promettoit. Elle revint à Paris, je n'eus pas plûtôt appris son arrivée que l'a-mour me fit voler chez elle. Je fus reçus en homme qu'on défi-roit. Mon air triomphant annon-çoit les plaisirs. Ce n'étoit plus cet amant languissant réduit à la métaphisique de la tendresse. Mes regards exprimoient l'ardeur la plus vive. Dès que nous pûmes nous trouver seuls, mes empres-semens à lui donner des témoi-gnages de ma flamme lui en prou-verent la réalité. Mon amour pour elle sembloit avoir pris de nouvelles forces, l'absence, & le petit divorce que j'avois fait pen-dant quelque tems avec son idée, avoit donné à ses charmes les agremens de la nouveauté. Ja-

II. Partie.   B

mais, à ce qu'elle m'avoua, je ne lui avois paru si tendre. J'en reçus les remerciemens les plus flatteurs.

La résolution que j'avois prise de suivre avec plus de discrétion les mouvemens de mon cœur, s'évanouit. Adieu projets d'œconomie, sistême de conduite, l'attrait du plaisir fit tout éclipser. Il ne me vint pas seulement une fois dans l'imagination de modérer l'impétuosité de mes désirs. Je m'abandonnai en aveugle à ma destinée. Je méritois bien d'être la dupe de mon imprudence. Mon fragile bonheur ne dura qu'autant qu'il fallut pour me faire sentir plus cruellement le poids de mes iniquités.

Mon cœur alternativement occupé, avoit trop d'affaires pour y suffire long-tems. Ma prodigalité me fit bientôt retomber dans mon premier état. Mes visites devin-

rent moins aſſidues , je ne m'em-
preſſois pas de chercher des converſations où je n'avois preſque
rien à dire. Les mauvais prétex-
tes que j'employois pour les éluder , ne pûrent empêcher la vérité de percer. Le fatiguant emploi que celui d'homme à bonnes
fortunes , & qu'il coûte cher à
ceux qui s'en font honneur dans
le monde ! S'ils n'alterent pas la
vérité , je ſuis perſuadé qu'il y a
bien des momens où moins heureux qu'ils ne tâchent de le perſuader , malgré le frivole honneur
des vanités du ſiécle , l'ennui &
le dégoût leur feroient avouer ,
s'ils n'étoient retenus par une
mauvaiſe honte , que rien n'eſt
moins agréable que le ſoin em-
barraſſant de ménager deux paſſions dont une ſeule ſuffit pour
occuper toute notre ſenſibilité.

La tendre Madame de Vertain
familiariſée avec mes malheurs ,

ufa de fon indulgence ordinaire.
Bien éloignée d'avoir le moindre
foupçon de mon infidélité, elle
attribua toujours mon infortune
à la même caufe. Une femme aimable croit difficilement qu'on
puiffe lui manquer. Ses charmes
devoient la raffurer. Elle me con-
fola avec une bonté qui me fit
mieux fentir ma faute que tous
les reproches dont elle eut été
en droit de m'accabler, fi elle
eut été inftruite. Je méritois fa
haine, fa tendreffe aggravoit mon
crime, & les remords dont mon
cœur étoit déchiré me puniffoient
cruellement & la vengoient de
mes perfidies. Vous me défefpe-
rez de vous affliger comme vous
faites, mon cher Marquis, me
difoit-elle. Trop heureufe d'être
affurée des fentimens de votre
cœur, car je fuis perfuadée que
vous m'aimez, ma tendreffe pour
vous m'en eft un fûr garand, il

faut laiffer au tems & à l'amour le foin de ramener les plaifirs & de vous rendre votre fenfibilité, ce font de foibles nuages qui loin d'alterer notre bonheur, doivent fervir au contraire à nous en mieux faire goûter les délices.

Un procedé fi noble auroit dû me faire renoncer à mon attache-ment pour la S***. fi je n'avois eu un cœur incorrigible : la com-paraifon de fon caractere avec celui de Monfieur de Vertain, formoit un contrafte trop odieux pour ne pas m'engager à lui ren-dre juftice ; mais qu'il eft pénible à un cœur dégradé par un atta-chement indigne de prendre affez fur lui-même pour renoncer aux attraits d'une inclination honteu-fe avec laquelle le tems nous a fait contracter une efpece d'ha-bitude. Quoique nous ne foyons plus retenus par l'amorce des plaifirs, on y tient encore long-

tems même après que le fentiment émouffé n'agit plus que machinalement fur notre ame.

Il s'en fallut bien que j'éprou-
vaffe avec la S***. la même générofité & le même défintereffe-
ment que j'avois trouvé avec
Madame de Vertain. Surprife de
voir fucceder tant de tiédeur à
mes premiers empreffemens, elle
ne put fe moderer affez pour me
déguifer fes fentimens. Elle effaya
dabord de me retirer de l'état
d'indolence dans lequel je paroif-
fois annéanti ; elle mit en ufage
tout l'art dont eft capable une
femme expérimentée , & qui défire de plaire : tendreffe, emportemens , langueur , regards paffionnés , tout fut employé inutilement , les careffes les plus
animées ne pouvoient obtenir
de mon infenfibilité que de ces
ces froides douceurs que dicte la
politeffe , & dont l'amour s'ou-

trage. En vain je m'excitois & cherchois à ranimer les cendres d'un feu prefque éteint, je ne pouvois furmonter le charme dont j'étois obfedé. Un endurciffement fi marqué l'indigna à la fin. Elle perdit patience , & prit la réfolution de m'abandonner à ma malheureufe deftinée. Elle n'eut pas beaucoup de peine à fe déterminer à ce parti ; fon ame infenfible à tout autre fentiment qu'aux appas frivoles d'une volupté momentanée , abjura la tendreffe que je lui avois infpirée , & à laquelle le plaifir feul l'avoit intereffée.

Je fus dèslors regardé comme un homme ennuyeux ; je ne tardai pas à m'appercevoir que je lui étois devenu à charge, fes inégalités & fes caprices me préfagerent ma difgrace prochaine , fes manieres bifarres redoubloient encore mon dégoût , & fembloient le justifier à mes yeux. J'étois étonné d'avoir pu si long-tems aimer une femme d'une humeur si ridicule. Le retour de ma raison avoit dessillé mes yeux, & me faisoit remarquer mille défauts dont je ne m'étois pas apperçu jusqu'alors. On juge à la rigueur lorsqu'on n'a plus d'amour gêné vis-à-vis d'elle, importuns l'un à l'autre nous aurions été fort embarrassés de rendre raison des motifs qui nous engageoient à nous voir.

Je me rendis encore plus rare que je n'avois fait ; les dispositions où elle étoit ne la portoient pas à m'en faire un crime, elle parut me sçavoir gré de ma discrétion ; je saisis avec avidité la facilité qu'elle m'offroit de l'éviter, j'aurois même voulu trouver un prétexte pour rompre tout-à-fait avec elle. Si je la voyois encore quelquefois, je n'étois plus

retenu

retenu que par une mauvaiſe honte. Lorſque je fais réfléxion ſur la conduite que je tins alors, je ne puis m'empêcher de convenir que c'eſt quelque choſe d'incompréhenſible que le principe qui nous fait agir. Il ſemble, à voir les efforts que nous faiſons pour forcer nos ſentimens naturels, que nous voulions réformer l'ordre des choſes, & faire conſiſter notre félicité dans une contrainte qui lui eſt directement oppoſée. Quelle pitoyable manie de s'opiniâtrer à ſoutenir un rôle que le cœur dément! C'eſt cependant ce qui nous arrive tous les jours, graces aux reſſorts d'une imagination fertile à nous tourmenter. Rien n'eſt beau que le vrai, & je ſuis perſuadé que les hommes gagneroient autant à ſe montrer tels qu'ils ſont, qu'ils perdent à vouloir paroître ce qu'ils ne ſont pas.

II. Partie.   C

Comme la S*** n'étoit pas accoutumée à se trouver desœuvrée si long-tems, elle ne tarda pas à chercher les moyens de charmer son oisiveté. Je la surpris dans quelques tête à tête équivoques, qui me firent entrevoir une disgrace plus que prochaine. On ne se rend pas justice; je ne crûs pas mériter d'être sacrifié. J'en voulus marquer mon mécontentement, mais je ne fus pas écouté; mon regne étoit passé, il ne me convenoit plus de faire le jaloux. Quoique la perte de son cœur n'intéressât plus que ma vanité, je voulus m'obstiner à fixer sa constance. Je luttois contre l'adversité, malgré toutes les raisons de prudence qui m'avertissoient qu'il étoit tems de songer à faire ma retraite avec un reste de gloire. Je réussis mal, le sentiment de jalousie qui me faisoit agir acheva ma proscription.

Nous nous brouillâmes enfin tout-à-fait après un éclat qu'elle foutint avec toute l'indifférence d'une femme au-deſſus des préjugés. Le lendemain de notre rupture je reçus une Lettre, où la S***. m'expliquoit ſes intentions d'une maniere à ne me plus laiſſer aucune incertitude. Je ne crains pas que le Lecteur puiſſe me foupçonner d'amour-propre, ſi je lui en fais part. La voici.

En vérité, Monſieur, je ne comprens rien à votre procédé. Plus je m'examine, moins je puis deviner les raiſons de votre jalouſie. Vous, jaloux, & de quoi ? Je me perds dans les réfléxions que vos idées ridicules me font faire. Ah ! j'y ſuis enfin, la jalouſie a pris chez vous la place de l'amour. C'eſt à preſent votre paſſion favorite ; vous n'avez rien de mieux à faire. Vous cherchez à vous oc-

cuper. Convenez qu'il eſt bien triſte
d'en être réduit là, & que je ſerois bien folle de m'amuſer à calmer vos chimériques ſoupçons. Mais
ſçavez-vous bien que vous jouez
un rolle qui me fait peine. Ce n'eſt
pas mon intérêt qui me fait parler.
Vous devez me rendre juſtice, &
vous me connoiſſiez aſſez pour ſçavoir combien peu je ſuis attachée
à ce qu'il a plu à vous autres hommes de nommer plaiſirs. Je ne tiens
point du tout à des objets ſi frivoles. Je voudrois être la ſeule inté-
reſſée, vous verriez par ma façon
généreuſe de penſer, qu'un amant
m'eſt encore plus cher dans une ſituation malheureuſe, qu'il ne doit
qu'à un excès de tendreſſe, que
lorſqu'il m'eſt offert avec tous les
avantages de l'amour le plus em-
preſſé. Ce qui me déſeſpere, c'eſt le
ridicule dont vous couvre le travers
que vous avez pris avec moi : car
n'en doutez pas, vos mauvais pro-

cédés ne font tort qu'à vous-même.
Sobre dans mes désirs, ma froideur naturelle me faisoit attendre
sans murmurer le retour de votre
raison ; une maniere d'agir aussi
noble n'a pas trouvé grace devant
vos yeux : vous voulez absolument
me rendre la victime de vos injus-
tices , & que je sois obligée de gémir de vos iniquités. C'est assuré-
ment une erreur dont vous seul êtes
capable ; mais je prétens vous en
faire revenir, & pour vous en convaincre, je commence par rompre
dès aujourd'hui tout commerce avec
vous. Faites-moi la grace de sup-
primer vos visites ; en vous faisant
cette priere, je compte vous épargner de l'ennui. Puisqu'il m'est désormais interdit d'aspirer au plaisir de faire votre bonheur , je
n'aurai pas du moins la douleur de
contribuer à l'altérer.

Il n'étoit pas nécessaire que

cette Lettre se joignit aux dispositions naturelles de mon cœur
pour me faire abjurer sans retour
un attachement si peu convena-
ble. Quelque mortifiant qu'il fût
pour moi d'être abandonné le
premier, je sacrifiai sans peine
les désirs de vengeance. Les railleries que j'avois essuyées la premiere fois m'avoient rendu sage.
Il n'est pas flatteur de mériter les
attentions du Public par des scé-
nes ridicules.

C'est en vérité quelque chose
de bien ennuyeux que la sagesse.
Si l'on peut honorer de ce titre
l'état de langueur & de dégoût
où nous met l'absence des passions. Par quelle bizarrerie a-t-il
plû aux hommes de faire consis-
ter le souverain bien dans une
inaction insipide, qui nous laissant replier sur nous-mêmes,
nous rend, pour ainsi dire, iso-
lés au milieu d'une infinité d'ob-

jets, deftinés fans doute à faire notre félicité ? Le rapport mutuel de tous les êtres qui concourent à compofer l'Univers, en fait l'harmonie, pourquoi donc chercher à fupprimer les paffions qui fervent à entretenir ce rapport par les charmes d'une liaifon délicieufe ? Je demande grace pour la réfléxion que j'ofe rifquer. Cette extravagance ne proviendroit-elle pas de ce que les hommes, aveugles & ignorans, incapables de connoître l'étendue de leurs défirs, ne pouvant par cette raifon en limiter l'ufage, ont trouvé qu'il étoit moins difficile de s'y refufer abfolument, que d'en réfrener l'impétuofité par une jufte œconomie ? Ne feroit-ce pas notre pareffe qui nous auroit fait choifir le plus mauvais chemin, parce qu'il eft le plus court ?

Ennuyé de tout, infupportable à moi-même, je n'imaginois rien qui pût diſſiper la mauvaiſe humeur & l'ennui dont j'étois accablé. Je ne ſortois preſque plus : dès que j'étois revenu de l'Académie, je me retirois dans mon appartement, où je paſſois la plus grande partie de la journée à la lecture. Mais tous les livres du monde n'étoient pas capables de remplacer ce qui me manquoit. J'y cherchois en vain le repos & la tranquillité d'eſprit dont j'avois beſoin.

La Comteſſe de * * *. ma tante à qui je demandois de tems en tems quelques livres, me félicita ſur le nouveau genre de vie que je paroiſſois vouloir embraſſer; elle applaudit au goût qu'elle me ſuppoſoit pour les livres, elle eut même la vanité d'attribuer mon changement à ſes exhortations. Encouragé par ſes inſtances, ſi j'avois voulu la croire, il n'eût tenu qu'à moi d'aspirer à la gloire d'être un jour un sçavant au-dessus du médiocre ; mais l'honneur dont elle me flattoit ne m'éblouissoit pas. Peu touché de la brillante réputation dont elle me faisoit envisager les charmes, je sentois bien que je n'étois pas destiné par mon inclination à savourer la douceur attachée au titre de sçavant, malgré mon peu de penchant à le devenir, elle crût cependant avoir fait un proselite. La retraite & la solitude dans laquelle je vivois me donnoit un air de vocation auquel elle fût trompée.

Hommes sérieux, graves, taciturnes, qui vous élevez avec tant d'orgeuil au-dessus des foiblesses de l'humanité, votre air nous en imposeroit-il ? Lorsque nous vous croyons occupés d'objets sublimes & importans, que pleins de respect pour les rares qualités que notre imagination vous prête, nous n'osons nous regarder nous-mêmes sans être confus de la distance prodigieuse qui semble nous séparer d'avec vous; ne vous jouez-vous pas de notre crédulité. Seroit-il bien vrai que vous fussiez tels en effet que vous paroissez être? N'y a-t-il point de charlatanerie? Votre prétendue sagesse ne seroit-elle pas une sagesse de mine, étudiée seulement pour la contenance? Demasquez-vous pour un instant, que je voye si ce que je prends avec le commun des hommes, pour des méditations profondes, ne seroit pas un simple jeu fait pour amuser des gens oisifs, inutiles à tout autre emploi, rebutés des plaisirs ausquels ils n'ont plus rien à sacrifier, gens ennuyés, encore plus ennuyeux, qui, s'il m'est permis de me servir de cette expression, mâchant à vuide

perpetuellement, veulent couvrir
fous un extérieur impofant la foibleffe & la mifere d'un cœur dé-
nué de défirs, & flétri par le dégoût & l'enuui.

Brouillé fans reffource avec la
S***. que je méprifois, & que
je n'aimois plus, m'efforçant inutilement de reprendre feu pour
Madame de Vertain, qui toute
charmante qu'elle étoit, ne pouvoit me rien faite gagner fur l'i-
naction létargique de mon cœur,
à charge aux autres & à moi-
même, toutes les réfléxions que
je faifois fur mon état ne fervoient
qu'à me confondre & me défefperer, je ne pouvois pas me fi-
gurer qu'il y eût une fituation
plus trifte & plus accablante que
la mienne.

Mon ame trop fenfible n'a-
voit pas encore éprouvé de re-
vers capables d'affermir fa délicateffe. Je ne gémirai pas
long-tems fur des chagrins auffi

frivoles. Bientôt inſtruit à mes dépens, tourmenté preſque ſans relâche par les cruels mouvemens d'une paſſion malheureuſe, je regretterai ce repos, qui me paroiſſoit alors ſi inſuportable. Je touche preſque au fatal moment où mon cœur, déchiré par les endroits les plus ſenſibles, va faire les frais de cette funeſte expérience.

Comme ma tante faiſoit un grand fonds ſur ma future érudition, elle m'exhorta à me trouver ſouvent aux doctes conférences qui ſe tenoient à des jours marqués, ou chez elle, ou chez quelques perſonnes de ſa connoiſſance, entêtées de la même manie; elle eût ſoin de me faire ſentir le profit que j'en pourrois tirer pour mon avancement dans les ſciences, & appuya beaucoup ſur l'avantage ineſtimable d'être admis dans une ſociété capable de m'orner l'esprit. J'étois si peu à moi-même, que tout m'étoit devenu indifferent ; je me laissois conduire machinalement où l'on vouloit me mener. Elle recevoit avec satisfaction les complimens qu'on lui faisoit sur mes disposi-tions & ma docilité. Le Lecteur sera peut-être surpris de la découverte de mes prétendues dispositions, mais il me sera facile de lever tout scrupule là-dessus. Rien de si facile que d'obtenir le suffrage de cette espece de gens qui sont attaqués de la folie de viser à l'esprit. Eviter la contradiction, ne leur presenter ses objections que comme des doutes sur lesquels on est bien aise d'être éclairé, écouter leurs décisions avec modestie, les approuver ensuite avec complaisance, les voilà disposés à vous accorder tout l'esprit imaginable, vous les avez interessés par l'endroit fenfible. Il ne m'en coutoit pas beaucoup, comme on peut le voir, pour me faire regarder avec quelque eftime par des gens vains & fuperficiels.

J'étois un jour occupé à lire en pleine affemblée une Piece de la compofition de ma chere tante & dont elle avoit bien voulu rifquer de me confier le débit, elle avoit raifon, ma prononciation ne pouvoit rien ajouter au ridicule, l'orfqu'on annonça la Baronne de ***. & Mademoifelle fa fille.

Cette Baronne étoit une des plus empreffées de la fociété, à me témoigner l'admiration que nos talens naiffans lui infpiroient. Soit hazard ou caprice, j'avois le bonheur d'être dans fes bonnes graces; elle avoit daigné même me faire quelques avances d'amitié, au hazard d'eftropier un peu la gravité du perfonnage qu'elle foutenoit dans le monde.

La Baronne en entrant interrompit ma lecture. Voilà, dit-elle à ma tante, Silvie que je vous amene ; elle brûloit du défir de vous voir, elle ne ceffe depuis fa fortie du Couvent de me preffer de lui procurer cet avantage ; il doit être flatteur pour elle en entrant dans le monde, d'y pouvoir faire l'acquifition d'une amie telle que vous. Comme la préfence de la Baronne m'intereffoit peu ; je m'étois levé machinalement, fans prefque faire attention à elle. Un regard que je jettai fur fa fille me tira de ma diftraction, elle s'avançoit dans ce moment d'un air modefte pour fe prêter aux politeffes de ma tante. Ses yeux rencontrerent les miens ; j'en fus frappé comme d'un coup de foudre. Un frémiffement que je m'efforçois en vain de calmer, fembloit m'avoir privé de fentiment. Pendant qu'elle recevoit les complimens de toute l'affemblée, qui ne pouvoit fe laffer de lui donner les éloges qu'elle méritoit, ébloui de fes charmes, je demeurois dans une admiration ftupide, qui ne me permettoit pas de prononcer un mot.

Ce feroit ici la place d'un portrait, je le fens bien, & le Lecteur s'y attend fans doute. Je voudrois que fon efperance pût être fatisfaite ; mais cette entreprife n'eft pas en mon pouvoir. Je n'ai jamais été auprès d'elle affez maître de moi pour détailler fes charmes. Les mouvemens tumultueux de la paffion la plus violente confondoient toutes mes idées. Je ne voyois que pour aimer, & non pour peindre. Je ne pourrois donc la rendre ici que fur le rapport des autres, & la foibleffe de leurs expreffions

ne

ne pourroit donner une idée juste de l'effet que cette vûe fit sur mon cœur. C'est outrager la beauté, que de conserver assez de sang-froid, après l'avoir vûe, pour l'examiner.

J'étois toujours dans la même situation, immobile, ébloui, & ne pouvant arracher mes yeux de l'adorable Silvie. Après le cérémonial de politesse sur lequel je passe, le sçavant aréopage se remit, & l'on me pria de recommencer ce que je lisois en faveur des deux Dames qui venoient d'entrer.

J'aurois bien voulu qu'on m'eut dispensé du désagréable emploi dont il avoit plu à ma tante de m'honorer. Jamais les piéces de sa composition ne m'avoient paru plus insipides, plus extravagantes, & plus ennuyeuses. Ne m'imaginant pas avoir jamais assez de tems pour contempler

II. Partie.   D

Silvie, je maudissois de bon cœur
la ridicule manie qui s'opposoit
à une satisfaction que je regardois comme la seule dans l'U-
nivers digne de mon attention.
Il fallut cependant me soumet-
tre à ma destinée. Quelque précipitation que j'employasse à
m'acquitter de ma commission,
je pensois n'en voir jamas la fin.
On m'arrêta deux ou trois fois
en me reprochant la trop grande rapidité avec laquelle je lisois;
on me faisoit répeter les endroits
qu'on jugeoit les plus beaux, en
me priant d'appuyer davantage
pour en faire sentir toute la force.

Lorsque j'eus fini on s'em-
pressa de prodiguer à ma chere
tante les éloges les moins mé-
nagés. C'est assez ordinairement
la folie de toutes ces assemblées,
où l'on semble n'avoir pour but
que de s'instruire. La sévérité
de la critique n'est réservée que

pour les ouvrages étrangers. On blâme presque tout ce qui ne part pas de la société, & l'on fait vœu lorsqu'on a le bonheur d'y être admis, de se louer réciproquement. L'éloge fade & dégoutant se distribue par poids & par mesures ; on a pour cet effet des frases toisées, avec lesquelles on compte se jouer de la crédulité des autres d'aussi bonne foi qu'on y est trompé soi-même. C'est ainsi que l'orgueil humain, réduit à se contenter de l'apparence au défaut de la réalité, cherche à payer en même monnoie.

Je n'avois pas conservé assez de tranquillité pour me prêter à ce ridicule manege. La présence de Silvie m'avoit interdit, mon ame étoit en proye à un trouble dont je ne pouvois démêler la cause. Les differens attachemens qui m'avoient occu-

pé n'avoient aucune reſſemblan-
ce avec la ſituation où je me
trouvois. Je n'avois juſqu'alors
connu, & je ne croyois pas qu'on
pût reconnoître la puiſſance de
l'amour qu'à la violence des déſirs qu'il fait naître. Ce que je
reſſentois m'étonnoit ; je ne diſ-
tinguois aucuns déſirs dans l'é-
motion qui m'agitoit. J'étois ti-
mide & embarraſſé ; le reſpect
& la crainte avoient pris dans
mon cœur la place du penchant
qui me portoit aux plaiſirs. Je
jettois de tems en tems quelques
regards timides ſur l'aimable Silvie. Je détournois auſſi-tôt mes
yeux comme ſi j'euſſe appréhen-
dé d'être ſurpris, j'y revenois
encore plus promptement, j'y
demeurois attaché, le déſordre
de mon ame ne me laiſſoit plus
d'autre liberté que celle de me
livrer à toute l'impétuoſité de
mes ſentimens.

Que les momens s'écoulent avec rapidité lorsque notre ame est occupée par quelque objet capable de la toucher & de la remplir! L'assemblée étoit déja dispersée, & Silvie se préparoit à sortir avec sa mere, que je croyois à peine l'avoir vûe un instant. Quoique j'eusse esperan- ce de la revoir dans peu, je ne pûs m'empêcher de ressentir une espece de désespoir en la voyant partir. Etrange manie de l'amour, je m'étois, dans le court espace de tems que dura sa visite, si bien accoutumé à la douceur d'être auprès d'elle, que je ne pensois pas qu'il me fut possible de m'en séparer. Il fallut cependant se ré- soudre à faire mes efforts pour me remettre un peu du désordre dans lequel j'étois, afin de pren- dre congé d'elle d'un air moins contraint, en quoi je réussis fort mal, à peine eus-je la force de

prononcer en bégueyant quelques difcours fans ordre & fans
fuite, elle fortit, & me laiffa pénétré d'amour & de trifteffe.

Me voilà feul avec l'idée de
Silvie; je dis feul, car tous les objets dont j'étois entouré n'étoient
rien pour moi, puifqu'ils n'a-
voient aucun rapport avec elle.
Son image charmante me fuivoit
par-tout, mon cœur enchanté
s'abandonnoit au feu dont il étoit
devoré. Je me retraçois jufqu'aux
moindres chofes qui lui étoient
échappées, regards, fourire, tout
étoit pour moi matiére à réflexion,
& redoubloit mon amour : mon
imagination prêtoit de nouvelles
forces au poifon flatteur dont
mon ame s'enyvroit. Je m'arrête
long-tems fur les commencemens d'une paffion qui va bientôt décider de prefque tous les
accidens de ma vie. Hélas! ce
font prefque les feuls inftans que

je puiſſe me rappeller avec quelque ſatisfaction.

Je ſoupirois ardemment après
le retour de Silvie : mon impatience ne me laiſſoit aucun
repos. Si je n'avois craint que
trop de précipitation ne decelât
mon amour, je n'aurois pas manqué d'aller chez elle, mais j'étois
retenu par la timidité d'une paſſion naiſſante. La Baronne, dont
j'avois entrevû la bonne volonté pour moi, me cauſoit quelque
inquiétude. J'appréhendois ſa
tendreſſe , un ſecret preſſenti-
ment ſembloit m'annoncer des
obſtacles que j'aurois peine à ſurmonter. Je pris cependant le parti de m'accommoder au tems ,
& de me prêter à la folie de la
mere , toute rebutante qu'elle
étoit, puiſque je n'avois que ce
ſeul moyen de pouvoir jouir de
la vûe de ſon adorable fille.

Je faiſois aſſiduement ma cour
à ma tante; je paſſois des jours

entiers à m'ennuyer chez elle; flatté de l'espérance d'y revoir ce que je défirois.

Huit jours, qui m'avoient paru autant de fiécles, s'étoient écoulés depuis que j'avois vû Silvie pour la premiere fois. J'étois au dernier période de ma conftance, lorfque j'entendis annoncer la Baronne: je treffaillis de joie; mon cœur plein d'un trouble inexprimable, & prêt à fuccomber fous les efforts violens que je faifois pour calmer l'impétuofité de fes tranfports, fe livroit d'avance à la douceur de jouir d'un bien fi long-tems attendu. La Baronne entre; mes regards avides voloient au-devant de fa fille, que je croyois fuivre fa mere. Qu'on juge de mon défefpoir lorfque je vis que la Baronne étoit feule; en vain je promenois mes yeux dans l'appartement, je ne

voyois

voyois qu'elle; point de Silvie.
Que la Baronne me parut haïssa-
ble dans ce moment ! que je lui
voulois de mal de n'avoir pas
preſſenti mes beſoins ! Je lui en
aurois témoigné mon chagrin,
ſi je l'avois oſé ; mais elle avoit
un titre qui la garantiſſoit de ma
mauvaiſe humeur. Mere de Silvie, je ſentois combien je devois la ménager : cette réflexion
me rendit ſage ; je me contrai-
gnis, je pouſſai même la feinte,
juſqu'à lui témoigner de ces empreſſemens qui expriment les ef-
fets d'une politeſſe plus qu'ordinaire. Je voulois par-là l'engager à m'inviter d'aller chez elle,
afin de pouvoir prétexter les fré-
quentes viſites que j'avois deſſein
de lui rendre. Lorſque nous ſommes prévenus, nous donnons facilement dans tous les piéges
que l'amour-propre nous tend.
Une femme aſſez vaine pour ſe

II. Partie.   E

croire aimable, n'a pas de peine à se livrer à l'illusion. La Baronne, abusée par les témoignages que je lui donnois de mon respect & de mon attachement, crut effectivement que ses attraits, quoique surannés, avoient encore conservé assez de lustre malgré l'acharnement des années, pour faire impression sur moi, & séduire mes sens.

Elle me reprocha ma négligence & mon oubli; je me défendis d'un air à lui persuader que je ne désirois rien avec plus de ferveur que l'honneur de ses bonnes graces. Ma tante, qui malgré l'esprit dont elle se paroit, ne devinoit pas les motifs qui la faisoient agir, se joignit à la Baronne pour me quereller de n'avoir pas sçu profiter de l'avantage qu'elle m'offroit. Cela vous formera, Monsieur le Marquis, me disoit-elle, & vous de-

vez vous eſtimer heureux de pouvoir profiter des lumieres que
Madame a acquiſes & que l'uſage du monde a perfectionnées.
C'eſt le fruit d'une longue expérience.

A ce mot de longue expérience, la Baronne fit une grimace
qui ſembloit dire qu'elle étoit
peu flattée des éloges que ma
chere tante prodiguoit ſi cordia-
lement à ſes connoiſſances. Elle
ſe redreſſoit en minaudant d'une
maniere ſi groteſque, que j'avois
peine à m'empêcher d'en rire.
Effectivement, reprit-elle, en ra-
douciſſant des yeux charnus &
ſillonnés, je me ſuis fait une habitude dès l'âge de dix ans; que
dis-je, dès la plus tendre enfance, de raiſonner ſur tous les differens objets qui ſe preſentoient,
frappoient mon petit eſprit; je
hazardois mes réflexions, cela
me donnoit dès la premiere jeu-

F ij

nesse un air sérieux & recuëilli qu'on m'a souvent reproché. Comme je vis que la Baronne étoit dans le goût de raprocher les tems, & que j'étois résolu, à quelque prix que ce fut, de me mettre bien dans son esprit, je lui fis, sans scrupule, un compliment estropié sur le peu de disstance qu'il y avoit du tems dont elle parloit à celui où nous étions. Je lûs sur son visage tout le plaisir qu'elle ressentoit de ce que je voulois bien ne pas la chicanner sur les dattes. Son air satisfait m'assura de toute sa gratitude ; je vis qu'il ne tiendroit qu'à moi d'être du dernier bien avec elle. Elle exigea de moi une promesse positive de la voir dès le lendemain. Elle sortit enchantée des choses obligeantes que je lui a-avois dites.

Je fus exact à tenir ma parole ; je ne manquai pas de voler le lendemain chez la Baronne. Je ne puis exprimer le mouvement que je reſſentis en entrant chez elle. Quelle joie pour moi de me trouver dans la maiſon qu'habitoit ma chere Silvie. Sa mere ne doutant point de ma ponctualité, m'attendoit ſous les armes ; c'eſt-à-dire, parée de la maniere la plus ridicule que ſa folie lui pût ſuggerer.

Qu'on ſe repreſente une petite figure courte & ramaſſée, preſque enſevelie ſous un habillement couleur de roſe, relevé des agrémens les plus galans : la tête répondoit à merveille au reſte de cet ajuſtement ; un viſage fanné & preſque tout pliſſé, offroit, malgré la triple couche du vernis le plus fort dont il étoit enduit, un tein couperoſé qui perçoit à travers la falſification, ſous laquelle on avoit prétendu en dérober le délabrement aux regards des curieux, il n'y avoit de paſſable que des dents aſſez blanches, & qu'on pouvoit juger avoir été faites depuis peu, & un tour de cheveux d'un noir foncé, deſtiné ſans doute à rendre les attraits plus piquans. Ce chef-d'œuvre étoit emboîté dans une garniture chargée de pluſieurs touffes de rubans de la même couleur que l'habit. Voilà l'aimable objet dont le hazard m'avoit procuré la conquête.

On me fit l'accueil le plus obligeant ; je fus reçu comme quelqu'un dont la préſence étoit ſouhaittée. La Baronne, qui s'étoit chargée du ſoin de m'inſtruire & de me perfectionner, me traita en éleve qu'on ne veut pas effaroucher, & dont on veut s'attirer la confiance. Pour commencer à me familiariſer avec ſes leçons, elle s'efforça de deſcendre de la gravité de ſon caractére ; je fus étonné de lui voir dépofer fon air de fçavante & prendre un ton enfantin , qui , comparé avec fon ajuftement & fa figure , formoit un contrafte auffi merveilleux que fingulier.

Ce que je venois chercher ne paroiffoit pas ; Silvie , releguée dans fa chambre , vis-à-vis d'un clavecin , attendoit fon Maître de mufique. Je m'imaginois à tout moment qu'elle alloit paroître ; cela me donnoit un air inquiet & diftrait , dont la Baronne paroiffoit affez fatisfaite , l'attribuant fans doute au pouvoir de fes charmes. Comme je tremblois qu'elle ne devinât mon inclination pour fa fille , j'affeçtai de lui en demander des nouvelles d'un air dégagé & comme par hazard. Elle me répondit legerement , & changea de converfation , je n'eus garde d'infifter. Tout l'efprit qu'elle avoit ou qu'elle croyoit avoir fut déployé, sciences, belles-Lettres, vers, tout fut examiné, & aprécié. J'écoutois toujours & j'applaudissois de tems en tems, cela redoubla son babil. Mais, Marquis, me dit-elle, je suis contente de vous, oui, très-contente. Vous me faites concevoir les idées du monde les plus avantageuses de votre discernement & de votre esprit. Il ne vous manque presque rien, & je ne vous donne pas six mois pour avoir ce qu'on appelle dans le monde le ton de la bonne compagnie.

Comme je n'avois rien de mieux à faire, je la priai de me donner une définition de ce ton dont on parle tant, & qu'on connoît si peu. Je réserve ce détail ridicule pour un autre tems. Silvie, qui arrive dans l'appartement de sa mere, enleve toute mon attention. Je la saluai en tremblant, je cherchois à lire mon fort dans fes yeux. Je rencontrai fes regards, & je crus apperce-voir un certain trouble dont mon amour tira un favorable augure. Quelque douceur que j'éprouvaf-fe à me trouver auprès de ce que j'aimois, je ne laiffois pas d'ê-tre dans une fituation affez embaraffante. Trop d'attention pour l'objet que j'adorois auroit pû me perdre dans l'efprit de la Baronne, en l'éclairant fur mes fentimens. D'un autre côté auffi je brûlois du défir de faire con-noître à Silvie la flamme dont j'é-tois pénétré. Je paffai quelque tems dans cette perplexité, juf-qu'à ce que la compagnie, deve-nue plus nombreufe, j'obtins quel-que relâche, j'eus la liberté de confiderer Silvie, & de m'en-flammer encore davantage.

Je rendis le foir compte à ma tante de ma vifite, elle me con-

feilla de continuer , je ne demandois pas mieux. J'allois prefque tous les jours chez Silvie :
fa mere , qui fembloit prendre du
goût pour moi de plus en plus ,
faifoit tous fes efforts pour paroître aimable à mes yeux : je répondois à fes avances en homme
reconnoiffant , & qui veut fe rendre digne des bontés qu'on a
pour lui.

J'avois jufques-là fujet d'être
content de mon fort. Quoique je
n'euffe point encore trouvé l'occafion de faire connoître mon a-
mour à Silvie , je croyois cependant qu'elle avoit deviné le motif
de mes frequentes vifites ; quelques regards à la dérobée , des
foupirs échappés , mes affiduités
dont fa mere ne pouvoit tout au
plus être que le prétexte , pour
quelqu'un de raifonnable, avoient
dû l'inftruire, je crûs même , à
travers la contrainte que fa pu-

deur lui infpiroit, avoir quelque lieu d'efperer.

J'étois dans cette heureufe fituation, lorfque la Baronne, qui s'ennuyoit fans doute des trop longs préliminaires d'une liaifon qu'elle vouloit rendre plus intime, prit la réfolution de faire expliquer mon cœur, & de foulager la timidité par laquelle elle le croyoit retenu, en me laiffant entrevoir une partie des favorables difpofitions du fien.

Quoique j'euffe quelque foupçon du prix qu'elle vouloit mettre aux foins qu'elle donnoit à mon inftruction, je ne m'imaginois pas que le terme de m'en acquitter fut fi proche; j'efperois toujours pouvoir gagner du tems, & joüir par ce moyen de la vûe de Silvie; mais la Baronne, à qui les momens étoient chers, & qui avoit appris par une longue expérience, & peut-être plufieurs éducations femblables à la mienne, que ces fortes de dettes fe devoient payer comptant, tarda peu à mettre fon projet en exécution. Je fus un jour furpris en me rendant chez elle de meilleure heure qu'à l'ordinaire, de trouver un redoublement de parure qui me paroiffoit etudié pour quelque grand deffein. Après avoir parlé d'ouvrages d'efprit, elle tourna infenfiblement la converfation fur le cœur ; elle en parloit d'un ton affectueux, qui m'aprenoit affez que ce fujet ne lui étoit pas indifferent. Je ne pouvois m'empêcher de rire intérieurement des graces enfantines dont elle effayoit de nuancer fes attraits. Elle s'efforçoit d'ajufter fa taille demie-courbe, & de la rendre parallelle à un bufc dont elle l'avoit étayée. Ses mains occupées de tems en tems à redreffer les plis d'un tour de

gorge qui n'alloit jamais à fa fan-
taifie , laiffoient par intervalles
entrevoir des beautés dont fans
doute elle vouloit tenter d'irriter
mes défirs.

L'entretien rouloit toujours fur
le cœur dont elle vouloit , difoit-elle , me faire fentir les opé-
rations. Comme je ne partageois
pas fes idées , & que je n'entrois
pour rien dans l'intérêt qu'elle y
prenoit , je l'écoutois affez non-
chalamment , & fans l'interrompre que par quelques monofyl-
labes que le hazard me faifoit
prononcer , & que j'articulois
feulement pour ne pas lui faire
appercevoir qu'elle étoit feule.
Je tremblois de m'engager dans
une converfation dont je ne pré-
voyois pas pouvoir fortir à mon
honneur. Nous n'étions que nous
deux dans l'appartement. La Baronne s'exprimoit avec une vivacité qui commençoit à m'allar-

mer. Je cherchois vainement quelque faux-fuyant pour échapper au danger qui me menaçoit ; mon imagination, refroidie par la crainte que m'inspiroient ses desseins & sa présence, ne me présentoit aucun expédient pour sortir d'embarras.

Il ne suffit pas, me disoit la Baronne, d'avoir un esprit orné, les lumieres que nous acquerons en le cultivant sont destinées à quelque usage, il n'appartient pas à l'esprit d'en regler l'emploi, le cœur seul capable d'y mettre le prix, est aussi le seul qui puisse en diriger les fonctions. L'esprit ébauché, le cœur perfectionné, c'est le feu du sentiment qui donne la vie à toutes nos actions ; sans lui toutes nos connoissances nous deviendroient inutiles.

A mesure que la Baronne s'efforçoit de me réchauffer par sa morale, je sentois que je dépérisfois à vûë d'œil. J'étois effrayé de la conjoncture épineufe dans laquelle je me trouvois. Elle continuoit toujours cependant de faire l'application des maximes qu'elle venoit d'établir. Le fentiment, pourfuivoit-elle, eft le fceau de nos perfections & ce qui les caractérife. C'eft par le commerce des femmes qu'il s'acquiert & fe polit. Quand je dis des femmes, je ne dis pas toutes en general, j'entends feulement des femmes raifonnables, & que l'ufage du monde a manierées. Un homme qui afpire à la qualité d'honnête homme, & fait pour les douceurs de la fociété, doit donc aller puifer à la fource un bien auffi précieux que le fentiment, en formant qnelque attachement capable d'achever en lui ce que les meilleures difpofitions ne font que tracer. Comme vous êtes encore jeune, mon cher Marquis, vous avez befoin de quelqu'un qui vous guide dans un choix auffi important, tout dépend de-là. Rien n'eft fi pernicieux pour ce choix, que d'en croire uniquement le rapport des fens. Il faut quelque chofe de plus que les agrémens extérieurs d'une figure aimable. Craignez de vous laiffer féduire par des dehors trompeurs. Un beau vifage plaît, mais c'eft une fleur bientôt paffée, lorfque rien ne l'accompagne, & c'eft prefque ordinairement l'unique agrément de la premiere jeuneffe ; car ne parlant même que des chofes qui tombent fous les fens, il eft des beautés qui ne s'acquerent qu'avec l'âge. Une femme un peu faite n'en eft fouvent que plus touchante. Moi, par exemple, j'avois quelque éclat dans mon enfance, on m'a dit même que j'étois extrêmement piquante,

te ; cet âge commence à se paffer , je ne m'en plains pas cependant , j'en ai été dédommagée
de façon à ne devoir point regretter un fi frivole avantage. J'ai ga-
gné du côté de l'embonpoint plus
que je n'avois perdu du côté de
la délicateffe & de la mignardi-
fe des traits. Vous ne fçauriez
croire. . . je ferois prefque tentée
de vous en faire juge. Moi, Madame , repris-je avec une efpece
de faififfement , en vérité vous
n'y penfez pas. Effectivement ,
dit-elle en rapprochant fes lévres , & me regardant d'un air
minaudier & myftérieux qui me
faifoit trembler pour les fuites ,
je ne fongeois pas au péril auquel je vous expoferois. Que
fçait-on ce qui pourroit arriver ,
fi je hazardois de vous mettre à
une épreuve auffi chatoüilleufe.
A votre âge on eft fi vif & fi
fou , la fougue du temperamment

II. Partie.   F

laiſſe ſi peu d'empire à la raiſon.

Si cependant vous vouliez être ſage.... Mais non... Vous vous émanciperiez. Oh bien, promettez-moi d'être réſervé ; vous ſentez-vous capable d'uſer de retenue ? Raſſurez - moi , je vous prie. Eh , Madame , dis-je en béguayant, diſpenſez-moi , je vous conjure.... je vous crois de trop bonne foi..... La conſternation dans laquelle j'étois abîmé ne me permit pas d'achever. J'étois anéanti , & je friſſonnois de la ſeule idée des beautés qu'on vouloit ſoumettre à la déciſion de la délicateſſe de mon tact.

La preſſante Baronne, qui malgré ma réſiſtance, s'étoit emparé de ma main, ne lâchoit pas ſa proye, & victorieuſe de mes efforts, ſe préparoit à l'approcher des charmes dont elle venoit de me vanter la ſenſation délicieuſe. Songez à être ſage , Monſieur le Marquis , me diſoit-elle d'une voix emuë , je vous donne une preuve de confiance qu'il faut mériter par votre diſcretion. Pour moi j'avois perdu l'uſage de la parole , à peine mes yeux obſcurcis pouvoient-ils diſtinguer le viſage enflammé de la Baronne , dont les regards pleins de feu me préſageoient mon infortune. Ma main tremblante , conduite par la ſienne , ſuivoit à l'avanture la route voluptueuſe qui lui étoit indiquée , une ſueur froide s'empara de moi , je me ſentis tout-à-coup glacé , privé de ſentiment , & m'abandonnant en aveugle à ma deſtinée , déja je touchois preſque au terme fatal de ma malheureuſe entrepriſe , qui ne pouvoit finir que par une cataſtrophe pitoyable , lorſque Silvie entrant tout-à-coup dans la chambre où je joüois un ſi triſte rolle , nous ſurprit dans l'at-

F ij

titude du monde la plus comi-
que & la plus divertiſſante dont
puiſſe s'égayer des yeux deſinté-
reſſés.

La Baronne, contrainte de lâ-
cher priſe, frémit de honte &
de colere à la vûe de ſa fille qui
venoit ſi mal à propos l'interrompre dans l'endroit le plus intereſſant, elle la regarda avec
des yeux où le dépit étoit peint.
D'où venez-vous, Mademoiſelle, lui dit-elle d'un ton aigre,
vous ne pouvez demeurer dans
votre chambre, eſt-ce que votre
maître de Muſique n'eſt pas encore venu. Il ne doit pas venir
aujourd'hui, Madame, reprit l'aimable Silvie en rougiſſant, je
croyois pouvoir deſcendre auprès de vous ſans vous déplaire,
mais à ce que je vois vous vouliez être ſeule, Madame, je me
retire. Demeurez, demeurez,
Mademoiſelle, s'écria la Baron-

ne d'une voix encore plus glapif-
fante. Mais voyez un peu l'étourderie, je voulois être feule.... 7
Eft-ce que je fuis feule étant a-
vec Monfieur , & lorfque j'ai
quelqu'un chez moi , tout le
monde n'a-t-il pas la liberté d'y
entrer. Je vous trouve d'une impertinence, vous avez des manieres & un ton ridicule qui me
déplaifent furieufement, vous a-
vez mauvaife grace à tout. Af-
feyez-vous, Mademoifelle, & ne
récidivez pas par de mauvaifes
réponfes. Silvie mortifiée , &
n'ofant lever les yeux, obéit fans
repliquer. Sa mere prit enfuite
un livre qu'elle avoit mis près
d'elle, à deffein de pouvoir rectifier fa contenance en cas qu'on
vint troubler notre galant tête
à tête , ne s'attendant pas fans
doute à une interruption auffi fu-
bite. Elle me fit des obfervations
fur quelques endroits de ce livre,

mais je m'apperçus aiſément que ſon eſprit n'étoit pas dans ſon aſſiete ordinaire, & que la ſurpriſe, jointe à l'émotion que lui avoit cauſé l'entretien, avoit mis de la confuſion dans ſes idées.

Elle ne pouvoit revenir du déſordre dans lequel elle étoit, pour moi, j'étois encore plus embarraſſé qu'elle. Je ſouffrois cruellement du chagrin que ſes duretés avoient cauſé à Silvie, j'étois d'ailleurs déſeſperé de la ſituation ridicule dans laquelle j'avois été trouvé. Qu'en penſeroit Silvie? Je faiſois les réflexions les plus chagrinantes ſur cet incident. Je ſurpris un regard de Silvie, ſes yeux me parurent mouillés de quelques larmes. J'en fus pénetré, les miens lui exprimerent toute la douleur que j'en reſſentois. Elle baiſſa la vûe auſſitôt, & je ne pûs la rencontrer le reſte de la journée. Je rentrai le

soir déchiré par les differens mouvemens qu'occasionnoient dans
mon ame l'amour, la tristesse &
la honte.

Quoique je brûlasse du desir
de revoir Silvie, je n'osois plus
retourner chez sa mere, dans la
crainte de m'exposer encore à
quelque scene extravagante. J'affectai de n'y plus aller que lorsque ma tante lui rendroit visite,
afin d'avoir quelque témoin qui
pût me défendre des entreprises
de la Baronne, qui me causoient
une frayeur mortelle. Elle s'apperçut du soin que je prenois de
l'éviter, elle m'en fit quelques
reproches ausquels je répondis
assez mal. Comme elle s'étoit
flatée sans doute de l'estime qu'elle comptoit que j'avois pour le
bonheur qu'elle avoit daigné me
prodiguer, le peu de cas que j'en
faisois la mortifia, & lui causa
une confusion à laquelle je fei-

gnis de ne pas prendre garde.

J'épiai vainement pendant plus d'un mois l'occaſion de parler à Silvie ſans pouvoir y parvenir. Elle affectoit autant de ſoin de m'éviter que j'en prenois pour me ſouſtraire aux empreſſemens de ſa mere. Un air de langueur répandu ſur ſon viſage me déſeſperoit lorſque je la voyois; elle paroiſſoit toujours triſte & abbatuë. J'avois écrit pluſieurs lettres, dans l'eſperance de trouver l'occaſion de la lui remettre. J'avois même tenté de lui en faire prendre une un jour que je lui donnois la main; mais elle m'avoit regardé dans ce moment d'un air capable de réprimer ma hardieſſe. Je n'avois depuis oſé riſquer une ſeconde entrepriſe dans la crainte d'être apperçu par ſa mere, dont les yeux étoient toujours ouverts ſur mes démarches.

Enfin

Enfin je défefpérois d'y réuffir, lorfque l'amour qui ne me
donnoit aucun repos me fuggéra
le deffein de glifter ma lettre dans
fon pannier à ouvrage, au hazard de la perdre. Voici ce que
je lui écrivis.

*Mes foupirs, mon embarras,
ma timidité, mon refpect, tout vous
apprend affez que je vous adore. Je
ne demande pas que touchée de
la paffion la plus vive & la plus
refpectueufe, vous répondiez à une
tendreffe que vous défaprouvez,
hélas ! je fuis bien éloigné de me
flatter de vous rendre fenfible, mais
du moins, cruelle Silvie, modérez
l'excès de rigueur dont vous m'ac-
cablez, pourquoi vous faire un plaifir funefte d'éviter jufqu'aux regards les plus innocens, que n'y
pouvez-vous voir tout l'amour que
vous m'avez infpiré ! Puifque je
fuis affez malheureux pour mériter
votre haine, daignez du moins vous*

II. *Partie.*   G

donner la barbare satisfaction de lire dans mes yeux une partie des tourmens dont mon cœur gémit. Craignez-vous d'en être touchée ? Ah ! ne redoutez pas d'être séduite par la pitié, votre insensibilité ne vous assure-t-elle pas de votre triomphe & de mon désespoir ?

Jamais tems ne m'avoit paru si long que celui que je passai dans l'attente de l'évenement de ma lettre ; je craignois également qu'elle ne fût égarée, ou que Silvie l'ayant trouvée, ne fût irritée contre moi. Je la revis chez ma tante quelques jours après. Je cherchois en tremblant à lire mon sort dans ses yeux. Elle me parut embarrassée de ma présence. L'affectation avec laquelle elle évitoit mes regards m'allarma. La journée se passa dans cette cruelle incertitude. J'étois désesperé de n'avoir pû me rassurer, ne pouvant me flatter de la revoir si-tôt, &

toujours gené par des témoins importuns. Comme elle étoit sur le point de sortir, je sentis renaître quelque esperance. La Baronne invita ma tante à venir voir une maison de Campagne à quelques lieues de Paris, dont on vouloit lui faire faire l'acquisition. Le Comte de. . . . qui entra dans le moment, fut mis de la partie, ainsi que moi. Quel plaisir pour un cœur aussi épris que le mien de passer une journée entiere avec Silvie! Outre la douceur d'être auprès d'elle, j'esperois pouvoir trouver quelque occasion favorable à la déclaration que j'étois résolu de lui faire.

Que le jour tardoit à mon impatience! je roulai toute la nuit mille projets dans ma tête. Je composai dans mon imagination plus de vingt déclarations d'amour sans qu'aucune pût me satisfaire, on exprime ordinairement mal , ce qu'on sent trop bien. Enfin le jour parut , je me levai avec précipitation. Nous ne devions partir que sur les dix heures, & j'étois préparé avant sept heures. Ma tante me fit la guerre sur ma diligence, je fus le premier à en plaisanter. Je ne me sentois pas de joye. Enfin nous voilà partis.

Nous descendîmes à cette maison : on avoit eu soin de faire porter des provisions pour le dîner : en attendant qu'on le preparât nous examinâmes une partie des appartemens. On se mit à table, Silvie me parut plus gaie qu'à l'ordinaire, ce qui redoubla ma bonne humeur. La Baronne qui n'avoit pas encore tout à fait renoncé à ses esperances, & qui tiroit sans doute un favorable augure de mon enjouement, me regardoit avec un air de satisfaction qui lui inspiroit sans doute la certitude où elle étoit d'amener mon cœur à bien.

Lorsque nous eûmes diné, on se remit à faire la visite de la maison. Nous allâmes ensuite nous promener dans le jardin, laissant la Baronne occupée à parler à des Architectes qu'elle avoit fait venir pour les consulter. Le Comte de . . . . . Mon oncle conduisoit ma tante, & moi je donnois la main à Silvie. Nous arrivâmes à un petit bois qui étoit au bout du jardin. J'étois si rempli de mon amour, & j'appréhendois tant d'offenser Silvie, que je n'avois pas encore pû prendre assez sur moi-même pour lui parler. Comme nous marchions avec assez de distraction, nous étions déja fort avant dans une des allées du bois, que Silvie ne s'étoit pas encore apperçû que mon oncle & ma tante avoient pris une autre allée. Elle rompit alors le silence. Mais où est donc Madame la Comtesse, dit-elle, nous nous égarons. Je revins de ma rêverie; je la regardai dans ce moment. Qu'elle me parut belle, ils nous suivent, Mademoiselle, repris-je, d'une voix tremblante. Je sentois tout le prix de l'occasion qui m'étoit offerte; mais j'étois retenu par une timidité dont je ne pouvois me défaire; je faisois mes efforts pour la surmonter, lorsque j'étois prêt de remporter la victoire un regard de Silvie me confondoit. Je vous assure, poursuivit-elle, avec inquiétude, que nous les avons perdus, retournons sur nos pas. Elle se préparoit effectivement à reprendre le chemin de la maison; je ne fus pas maître d'un petit mouvement que je fis pour la retenir. Je balançois encore entre l'intérêt de mon amour & la crainte de lui déplaire. Je veux absolument retourner, me dit-elle, ne me retenez pas davantage.

La réflexion que je fis dans cet inftant que j'étois fur le point de laiffer échapper une occafion qui ne fe retrouveroit peut-être jamais, me détermina tout d'un coup. Arrêtez, aimable Silvie, lui dis-je, craignez-vous de m'entendre dire que je vous adore, hélas ! ne m'enviez pas cette douceur, mon cœur la paye affez cher pour en pouvoir au moins joüir une feule fois. Vous me refufez jufqu'aux moindres graces, ne me privez pas du moins des faveurs du hazard, que je ne ferai jamais affez fortuné pour voir confirmer par votre aveu. Je prononçai ce peu de paroles avec une rapidité extraordinaire; je reffentois une émotion qui me mettoit hors de moi-même, les termes me manquent pour exprimer les mouvemens dont mon ame étoit agitée. G iiij

Silvie interdite & tremblante s'étoit arrêtée, elle paroissoit effrayée, nous fûmes quelque tems à nous considerer sans parler, elle essaya cependant de se remettre un peu. Les discours que vous tenez, Monsieur, me dit-elle, d'une voix mal assurée, sont nouveaux pour moi; on ne m'a point élevée à les entendre, j'ignore la réponse qu'ils méritent, mais finissons une conversation qui me gene, & laissez-moi retourner auprès de Madame votre tante. Je suis bien malheureux, repris-je, de mériter votre haine, l'amour que vous m'inspirez, charmante Silvie, est-il donc un crime impardonnable? N'abusez pas davantage, interrompit-elle, de la circonstance où nous sommes, pour m'offenser, je frémis du danger où vous m'exposez, si vous avez quelque considération pour moi, ne me parlez jamais de chofes que je ne veux ni ne doit écouter. En prononçant ces paroles, elle chercha à dégager une de fes mains que je tenois. Vous voulez donc me defefpérer, cruelle Silvie, m'écriai-je avec tranfport, en me jettant à fes genoux, votre rigueur m'interdit jufqu'à la trifte fatisfaction de vous faire connoître un amour qui va me rendre le plus infortuné des hommes. Ciel! reprit-elle vivement, relevez-vous, Monfieur, vous me faites trembler. Non, repondis-je, je ne me releverai pas, laiffez-moi expier mon crime à vos pieds : fi c'eft vous offenfer que d'avoir pour vous les fentimens les plus tendres & les plus refpectueux, l'état où vous me réduifez vous vange affez, c'eft de tous les fupplices le plus cruel que votre haine puiffe mettre en ufage.

Le ton pénétré dont j'exprimois mon amour & ma douleur parurent l'attendrir. Elle prit un air rêveur & diftrait; je la vis incertaine du parti qu'elle prendroit. J'étois toujours cependant dans la même fituation, je ne fongeois point à me relever; les yeux immobiles attachés fur Silvie, les fiens me parurent humides , j'en conçus un heureux préfage. Vous pleurez, adorable Silvie , lui dis-je , feroit-ce à la pitié que je devrois des larmes auffi précieufes que les vôtres ? Vous laifferiez-vous fléchir ? Ah! de grace , que votre bouche daigne me le confirmer. Relevez-vous donc, Monfieur , me dit-elle , je ne puis fans rougir vous fouffrir dans la pofture où vous êtes. Affurez - moi donc, repris-je, que vous ne me haiffez pas. Non, je ne vous hais pas , répondit-elle ; peu faite au commerce du monde , j'ignore l'art de déguifer mes fentimens.

Non, Monfieur, je ne vous hais pas, que ne puis-je..... Ah! remettez-vous, je fuis perduë, voilà ma mere.

Je détournai la tête en ce moment, & j'apperçus la Baronne à vingt pas du lieu où nous étions; elle s'avançoit vers nous avec précipitation; je me remis promptement. Je ne doutai pas qu'elle ne m'eût apperçu aux genoux de fa fille. Les intentions que je lui connoiffois m'en firent fentir toute la conféquence. Ce n'étoit pas le hazard qui l'avoit amené dans le jardin, elle m'avoit vû entrer dans le bois avec fa fille, quoiqu'elle n'eut aucun foupçon de mon amour, fon inquiétude la fit defcendre, elle ne nous chercha pas long-tems fans nous trouver. Surpris d'une vifion fi peu attendue, je demeurai pétrifié. Silvie étonnée & confufe n'ofoit lever les yeux dans l'étonnement où nous étions sans oser avancer ni reculer, nous attendions en si-lence que la Baronne s'approchât de nous.

Dès qu'elle nous eut joint, elle regarda sa fille avec fureur. Que faites-vous ici seule, Mademoi-selle, lui dit-elle aigrement, ap-paremment que vous aviez des choses à entendre de Monsieur, dont vous ne désirez pas l'appro-bation des autres. Silvie n'avoit pas la force de repliquer, Mada-me, lui dis-je, nous cherchions la compagnie, & je conduisois Mademoiselle pour.... Je vous entends, Monsieur, interrompit-elle, je devine assez vos senti-mens par ce que j'ai vû. Vous avez des idées sur lesquelles ap-paremment vous ne vous flattez pas d'obtenir mon aveu; suivez-moi, Mademoiselle, en s'adres-sant à sa fille, & vous, Monsieur, je vous laisse, vous pouvez continuer une promenade que je n'aurois pas interrompuë, fans l'intérêt que vous jugez bien que j'y dois prendre.

A ces mots Silvie les yeux baiffés, fuivit triftement fa mere, je marchois fur leurs pas d'un peu loin, j'entendois la Baronne qui la grondoit vivement. Après avoir fait quelques tours dans le bois, nous rejoignîmes ma tante & le Comte de * * * fon mari, j'étois extrêmement embarraffé de ma contenance. Nous revînmes à Paris, je quittai Silvie avec une trifteffe & une inquiétude, qui ne fe trouvercnt par la fuite que trop bien fondées.

J'appris quelques jours après que fa mere l'avoit fait retour-ner au Couvent. Ce fut le Comte de*** mon oncle qui m'annonça cette nouvelle, comme une cho-fe indifferente. Je ne fus pas maî-tre de cacher la douleur qu'elle

me caufoit. Il s'apperçut aifément
de mon trouble. Qu'avez-vous,
mon cher neveu, me dit-il, il femble que la retraite de Silvie vous
intéreffe fenfiblement. L'aimeriez-
vous ? avouez-le-moi naturellement. J'aurois en vain diffimulé
au Comte mes fentimens pour
Silvie ; mon embarras & mon abbattement ne lui laiffoient aucun
doute à éclaircir fur cet article.
Je ne feignis donc point de lui
ouvrir mon cœur. Lorfque je lui
eut raconté ce qui s'étoit paffé.
Je te plains beaucoup, me dit-
il, mon cher Marquis, Silvie
eft charmante, un attachement
pour une perfonne comme elle
ne peut que faire honneur à la
jufteffe de ton gout ; mais fa
mere eft une extravagante à laquelle je ne prévois pas qu'il foit
facile de faire entendre raifon.
D'ailleurs par ce que tu ma dit
elle t'aime, cela forme encore

un obstacle. Qu'y faire ? il faut se faire une vertu de la nécessité. Le tems pourra changer les choses. Vois la Baronne, & tâche de regagner sa confiance.

Je suivis le conseil du Comte, malgré ma répugnance, je fis mille politesses à la Baronne. J'affectai un air aisé & libre que mon cœur démentoit, elle reçut d'abord mes avances avec assez de froideur, en femme piquée. Mais l'inclination qu'elle avoit pour moi dissipa insensiblement ces nuages de mauvaise humeur, son visage se rasserena par degrés. Je fus la voir, elle me reçut assez bien ; je redoublai mes empressemens, elle parut sensible aux soins que je prenois d'effacer les impressions désagréables que je lui avois données.

Comme son cœur m'avoit accordé ma grace, elle ne tarda

pas à se ménager un tête à tête avec moi. J'eus avec elle un entretien fort long, où je lui fis entendre que j'étois dans la résolution de profiter de ses leçons. Je lui insinuai que je ne trouvois rien de plus flatteur qu'un attachement pareil à celui dont elle m'avoit laissé entrevoir les charmes. La vieille Baronne ne pouvoit contenir la joie qu'elle ressentoit de me trouver si raisonnable. Je ne me lasse point, me disoit-elle, mon cher Marquis, d'être touchée de vous trouver si sensé. C'est penser comme il faut de bonne heure. C'est à vous, Madame, repris-je, que j'en ai l'obligation. Quelle plus grande douceur en effet que celle d'être attaché à une femme dont l'esprit mûr connoît toutes les délicatesses & les rafinemens d'une passion bien ménagée. Il est vrai qu'avec les per-

sonnes

fonnes folides & formées dont je vous parle, les progrès font plus lents, on débute prefque toujours par les faveurs avec une femme fans expérience, l'amour languit bientôt faute de ce fel, de ce piquant qui l'anime. Une femme qui a de l'ufage, conduit un cœur par degrés, on n'obtient pas de graces qu'on ne les ait méritées. En difant cela je fentois bien que je reculois l'effet des bontés de la Baronne. J'étois bien aife de reffrener fes defirs, dont l'impatience m'auroit inquiété, en lui faifant naître l'envie de mériter mon eftime. Je voulois que cette envie tint la place de la retenue qui lui manquoit. Cela me fit appuyer fur le peu de cas que je faifois de ces femmes avec lefquelles on ne peut fe faire un mérite d'être bien, & qui préviennent par des bienfaits précoces les fer-

II. Partie.   H

vices dont on doit acheter leurs bontés.

La Baronne, quoique peu satisfaite de la morale que je débitois, se contraignit cependant, & parut l'approuver pour se conformer aux sentimens dans lesquels elle me voyoit. Pour l'entretenir dans ces bonnes dispositions, je mis alors un genouil en terre, & lui déclamai une longue & ennuyeuse déclaration d'amour sur le ton des héros de Scudery. Je fis sonner bien haut ses grands termes de flamme épurée & de sentimens respectueux. La Baronne flattée de se voir adorée si héroïquement, prit avec moi l'air & l'accent d'une Mandane. Nous voilà embarqués, & vogans à pleines voiles sur le tendre & le doucereux. Plus d'épreuves chatouilleuses, la reserve la plus austere regloit nos chastes feux. Une pudeur postiche vient relever le décent galimatias de nos majestueuses conversations. Je rassurai la Baronne sur l'inquiétude qu'elle me témoigne de la situation où elle m'avoit trouvé vis à vis de sa fille, en lui faisant entendre que si j'avois paru lui rendre quelques soins, ce n'avoit été qu'une feinte pour mieux cacher le mystere de nos amours, & rendre impénétrable aux regards des curieux la passion sincere & constante qui m'enchaînoit à ses charmes. Rendez-vous plus de justice, Madame, lui dis-je, pourquoi faut-il que vous soyez la seule qui puisse ignorer ce qu'on ressent de flammes après vous avoir vue ? Silvie est aimable, j'en conviens, elle a bien quelque chose de vos graces & de vos attraits, mais il y a une différence si prodigieuse entre elle & vous, qu'il faudroit

avoir perdu l'esprit pour s'y méprendre.

Quelque groffier que fut cet
artifice, j'avois pour le faire paffer, le fecours de la vanité & de
l'amour, il n'en faut pas tant
pour nous faire donner aveuglement dans les pieges les plus ridicules & les plus mal préparés.
La Baronne enchantée de mes
difcours fe perfuada facilement
qu'elle m'avoit infpiré une grande paffion. Cette idée la raffer-
mit contre les craintes que lui
devoient caufer les charmes de
fa fille, elle parla même de la
faire revenir du couvent. Je n'o-
fai l'en preffer trop vivement,
dans l'appréhenfion de renouvel-
ler fes allarmes. Enfin la capti-
vité de Silvie alloit ceffer, &
j'étois prêt de jouir de fa vue,
lorfqu'un accident, caufé par ma
trop grande précipitation & mon
imprudence, fit avorter le pro-

jet que j'avois jufques-là fi bien
ménagé.

Il y avoit près de quinze jours
que je n'avois vû Silvie, je fouf-
frois cruellement d'une fi longue
abfence. Quoique je viffe la Baronne difpofée à la faire revenir
inceffamment, je n'en étois pas
plus tranquille. L'incertitude du
jour où je pourrois jouir d'un
bonheur qu'il ne tenoit qu'à elle
de différer, m'inquiétoit. Il pouvoit furvenir des obftacles capables de le reculer encore. Tout
me faifoit ombrage. La Baronne pouvoit enfin ouvrir les yeux
fur fon ridicule entêtement, je
pouvois me trahir moi - même,
que de raifon de m'allarmer! Dans
une agitation fi vive, & que mon
impatience naturelle redoubloit
encore, je foupirois fans ceffe
après ce moment tant défiré,
que n'aurois-je pas facrifié pour
en hâter les approches! A force

de donner la torture à mon imagination, je m'avisai d'un expédient pour précipiter l'instant de
mon bonheur, qui opéra précisément le contraire, en scellant
ma disgrace avec la Baronne.

Je formai le dessein de prendre des habits de femme & d'aller en cet équipage demander à
parler à Silvie, sous le titre d'une
femme appartenant à sa mere.
Lorsque j'eus conçu cette mer-
veilleuse invention, je tréfaillis
de joye, je ne pouvois me laffer d'applaudir la fertilité de mon
génie, l'exécution m'en parut
simple & aifée, & je n'en dif-
ferai l'essai qu'au lendemain.

J'allai chez une coëffeuse de
la connoissance de quelques jeunes gens de l'Accadémie d'où
j'envoyai chercher tout ce qui
m'étoit nécessaire pour me tra-
vestir. Lorsque mes préparatifs
furent achevez je montai dans un

carofle de louage dont j'eus foin
de relever les portieres. J'arrive
à la porte du Couvent, je me
décline à une fœur tourriere qui
me fit entrer dans un parloir en
me difant que Silvie alloit defcendre dans le moment. J'étois
agité d'une émotion extraordinaire. Je me promenois dans le
parloir occupé du plaifir dont
mon amour alloit s'enyvrer.

Silvie parut enfin, elle avoit
l'air trifte & abbatu. J'en fus fenfiblement touché ; je ne pouvois
attribuer la caufe de fa retraite
qu'à mon étourderie , elle par-
courut des yeux l'endroit où j'é-
tois , en cherchant la perfonne
qui vouloit lui parler, mon dé-
guifement l'empêchoit de me reconnoître. On vient m'annoncer
qu'on me demandoit ici, feroit-
ce vous, Mademoifelle , dit-elle
en s'adreffant à moi. On m'avoit
dit que c'étoit une femme de

ma mere, je ne vous connois pas pour être à elle. Ce n'est pas aussi, repris-je d'une voix tremblante, à Madame votre mere que je désirerois d'avoir l'honneur d'appartenir ; mes vœux ont un objet bien plus intéressant, c'est à vous, Mademoiselle à décider de mon bonheur. Moi, Mademoiselle, reprit-elle, & que puis-je faire pour vous ? Prononcer d'un seul mot l'arrêt de ma vie ou de ma mort, interrompis-je avec feu, me rendre le plus heureux ou le plus malheureux des hommes. Ah Silvie ! pouvez-vous méconnoître un cœur qui vous adore. Ah dieux, s'écria-t-elle, elle n'eut que la force de prononcer ce peu de paroles. La surprise où elle étoit lui fit perdre connoissance, elle s'évanouit, & tomba sans que je puisse m'y opposer, en étant empêché par

la

la grille qui nous féparoit.

J'appellai du fecours, quelques fœurs accoururent, j'entrai dans le parloir, je m'empreffai de la relever, on lui fit prendre l'air, elle revint. Lorfque fa foibleffe fut paffée elle tourna les yeux fur moi, & parut effrayée de fe voir dans mes bras. Elle dit qu'elle vouloit remonter dans fa chambre. Vous n'y penfez pas, Mademoifelle, repris-je, vous fçavez bien que j'ai des chofes intéreffantes à vous dire de la part de Madame votre mere, il faut abfolument que je vous parle, votre foibleffe eft paffée, ce n'eft rien, elle n'a été caufée que parce que vous étiez trop ferrée, fi cependant vous voulez remonter chez vous, j'aurai l'honneur de vous y accompagner & de vous donner le bras.

Silvie ne put, malgré fon férieux, s'empêcher de fourire de

 I

ma propofition, je vous remer-
cie , Mademoifelle, dit-elle,
puifque vous avez à me parler,
vous pourrez le faire auffi com-
modément ici que dans ma chambre. Quoique je n'en convinffe
pas tout-à-fait , je ne la preffai
pas davantage. Les Religieufes
nous quittérent , & nous reftâ-
mes feuls. Elle voulut me faire
repaffer de l'autre côté de la
grille. Que craignez-vous, Mademoifelle, lui dis-je, d'un amant
qui vous adore, & qui mourroit
plutôt que de vous offenfer. Je
ne fçai pas, reprit-elle, quel nom
vous pouvez donner à la hardieffe que vous avez d'ofer troubler mon repos, je croyois mériter d'être refpectée, & je vois
que je ne le fuis pas. Ah! Mademoifelle , repris-je , que ne
pouvez-vous lire au fond de mon
cœur, vous connoîtriez à la pureté
de mes fentimens pour vous, que

mon respect égale mon amour. Pardonnez ma témérité, je n'entreprendrois pas tant si je vous aimois moins. Je ne puis vivre plus long-tems dans la cruelle incertitude où je suis, c'est à vous, Mademoiselle, à regler ma destinée, m'accablerez-vous de votre haine, j'en mourrai de douleur, mais je n'en murmurerai pas contre vous, parlez, Mademoiselle, à quoi dois-je m'attendre ?

J'étois si pénétré d'amour & de crainte en parlant à Silvie, que je ne pus m'empêcher de verser quelques larmes. Elle m'en parut emue, ses yeux attendris sembloient partager le sentiment que mon cœur éprouvoit. Je la pressai encore davantage, je pris, en dépit d'une foible résistance, une de ses mains sur laquelle j'imprimai le plus tendre baiser, rien ne peut exprimer ce que je reſſentis en ce moment, il me ſembloit que mon ame avoit paſſée ſur mes levres. Allez-vous, continuai-je, adorable Silvie, m'aſſurer de votre haine? Que vous êtes cruel! reprit-elle, de me preſſer comme vous faites. Ne vous ai-je pas déja dit que je ne vous haiſſois pas. Faut-il donc vous dire ..... elle n'acheva pas, je la regardai, elle baiſſa la vue en rougiſſant. Achevez, m'écriai-je avec tranſport, achevez, ne craignez rien que l'excès de ma joye. Laiſſez-moi, répondit-elle, laiſſez-moi, je vous en conjure, je n'en ai déja que trop dit, je ſuis au déſeſpoir. Je ne doute point de votre amour, & je n'ai pas la force d'en être irritée, n'en exigez pas davantage.

Il n'y a que les cœurs qui ont reſſenti des paſſions violentes, qui puiſſent ſe repréſenter

ma joye & mon raviſſement. Je
fus vingt fois ſur le point de me
jetter aux pieds de Silvie pour
lui exprimer les tranſports de ma
reconnoiſſance. N'abuſez pas plus
long-tems de ma foibleſſe , me
dit-elle , & ſi vous m'aimez , ne
cherchez pas à me donner davantage des preuves auſſi dan-
gereuſes de votre amour , je
tremble , lorſque je ſonge que
vous êtes ici. Que penſeroit-on
de moi ſi l'on vous ſurprenoit
dans l'état où vous êtes , ne croi-
roit-on pas que je ſuis complice
de votre témérité , je ſerois per-
due ſans reſſource.

Quelque peine que je reſſen-
tiſſe d'être contraint de m'arracher d'auprès de Silvie , il fallut cependant me déterminer à
me ſéparer d'elle , le danger auquel ma témérité expoſoit ſa réputation , ſes inſtances réitérées ,
la crainte de lui déplaire , tout

me forçoit à la retraite. Je me préparois effectivement à prendre congé d'elle, & j'allois repaffer la grille, lorfque la Baronne, qu'il fembloit que le ciel eut attachée à mes pas, parut tout à coup, & nous pétrifia l'un & l'autre par fa préfence. Je maudiffois en moi-même la fatalité de mon étoile dont l'influance maligne me pourfuivoit fans relâche. J'envifageai du premier coup d'œil les fuites de cet accident. Découvert par la Baronne il n'y avoit plus pour moi de retour à la miféricorde, je ne pouvois plus me flatter de la défabufer, la feinte étoit dévoilée fans efpérance d'y revenir. Ce qui acheva de me défefpérer, fut que j'appris en même tems qu'elle n'étoit venue que pour retirer Silvie du Couvent. On lui dit à la porte qu'elle étoit dans le parloir avec une Demoifelle envoyée de sa part. Comme elle étoit bien assurée de n'avoir envoyé personne, elle fut interdite à cette nouvelle, quoiqu'elle ne se doutât pas de la vérité, son inquiétude lui fit précipiter ses pas, elle entra fort émue dans le parloir où elle me trouva occupé à faire mes adieux à Silvie.

Mon déguisement l'empêcha d'abord de me reconnoître, elle s'approcha de moi, & me considérant avec une curiosité avide, est-ce vous, Mademoiselle, me dit-elle, qui venez demander ma fille de ma part ? Oui, Madame, lui répondis-je, après avoir hésité quelques momens, l'embarras où j'étois ne put me permettre d'en dire davantage. Comme la Baronne ne m'avoit pas reconnu en entrant, je voulus profiter de cette méprise pour m'évader, afin d'éviter du moins

I iiij

le plus fort de l'orage , & de
l'empêcher d'approfondir un my-
ſtére que j'étois bien ſûr que perſonne ne pourroit éclaircir. J'é-
tois déja ſur le point d'échapper
à la vigilance de ſes regards ,
ayant ſaiſi pour cet effet un inſtant où elle s'étoit retournée pour
interroger ſa fille , qui étoit encore plus embarraſſée que moi,
lorſqu'en jettant les yeux ſur moi,
& s'appercevant ſans doute de
mon deſſein , arrêtez , Mademoiſelle , me dit-elle , que je puiſſe
ſçavoir à qui j'ai l'honneur de parler. En diſant cela elle s'avança
vers moi, & me prenant par la
main, je la vis occupée à démêler dans mes traits la figure de
quelqu'un qui ne lui étoit pas
inconnu; elle ne rêva pas long-
tems pour me remettre. Son
amour & ſa jalouſie la mirent au
fait tout d'un coup. Si ſon aſpect
m'avoit d'abord ſaiſi au point de

ne pouvoir lui répondre, ma vue fit le même effet sur elle. Cette vue s'accordoit si mal avecles espérances qu'elle avoit conçues, qu'elle eut toutes les peines du monde à revenir de son étonnement.

Les différens mouvemens de colere, de haine & de vengeance dont elle étoit agitée l'empêcherent, dans leur premier choc de donner aucun signe extérieur de ce qui se passoit dans son ame. Ses yeux seuls exprimoient par leurs regards tout ce qu'elle ressentoit. La fureur à la fin lui fit rompre le silence. Quoi, c'est vous, me dit-elle, en élevant la voix, en vérité, Mademoifelle, vous êtes fort jolie, je suis extrêmement surprise de vous trouver ici, & je ne m'imaginois pas que vous fussiez assez hardie pour y venir sans mes ordres.

La Baronne peu maîtreſſe de ſa colere, s'exprimoit avec feu, & parloit fort haut, quelques Religieuſes qui étoient dans le parloir, & qui appréhenderent que Silvie ne fut retombée en foibleſſe, s'approcherent de nous dans le deſſein de lui donner du ſecours. La Baronne à qui la rage avoit fermé les yeux continuoit toujours ſur le même ton ſans s'appercevoir qu'elle pouvoit être écoutée. En vain je m'efforçois de calmer un peu la fureur de ſes premiers tranſports, mes empreſſemens, loin de l'appaiſer ne ſervoient qu'à l'irriter encore davantage. Non, Monſieur, s'écrioit-elle, il n'y a point de raiſon qui puiſſe donner une couleur favorable à votre témérité, vous ne la juſtifierez jamais, je ne m'attendois pas en vérité à un trait auſſi ſingulier de votre part.

Au terme de Monſieur, dont la Baronne ſe ſervit, les Reli- gieuſes qui l'entendoient devi- nérent les motifs qui l'excitoient à parler avec tant de chaleur. Je ne puis exprimer la frayeur & l'étonnement dont elles furent ſaiſies. Miſericorde, ma ſœur, s'é- crioient-elles, un homme dégui- ſé en femme ! Quel ſcandale hor- rible, diſoient quelques vieilles béguines en joignant les mains, Jeſus, ma ſœur, nous ſommes perdues ; c'eſt un affront pour notre maiſon. Mais par où eſt-il entré ? Quelle ruſe d'enfer a pu lui ſuggérer un pareil artifice ? C'eſt ſans doute une épreuve dont le malin eſprit ſe ſert pour nous humilier. Pendant que les unes exprimoient d'un ton mor- tifié leur déſolation, d'autres ſœurs moins timides, & ſur l'eſ- prit deſquelles la vue d'un hom- me ne faiſoit pas ſans doute d'aufli vives impreflions ; me confidéroient avec des regards critiques & malins, elles fe parloient à l'oreille, je m'apperçus en les regardant que l'examen occafionnoit chez elles des réflexions moins chagrines.

J'étois cependant fort embarraflé de ma contenance, l'emportement de la Baronne, & la confufion de Silvie me défefpéroient, j'étois fur les épines, craignant également de fortir ou de demeurer. La nouvelle fut bientôt répandue dans le Couvent qu'il y étoit entré un homme déguifé. Peu de chofe occupe dans les cloîtres, plufieurs Religieufes accoururent pour récréer leur oifive curiofité de la fingularité de ce fpectacle. Je me vis bientôt entouré d'un efcadron de guimpes. Je fongeois en moi-même à faire ma retraite dans le meilleur ordre qu'il me feroit poſſible. Vous voyez, Madame, dis-je à la Baronne, à quoi vous vous expoſez, il n'eut tenu qu'à vous d'éviter une ſcene auſſi déſagréable, ſi vous aviez voulu entendre mes raiſons. Comme après avoir jetté ſon premier feu, elle étoit un peu revenue à elle-même, & qu'elle ſentoit toute la conſéquence de l'éclat qu'elle venoit de faire, elle ne s'oppoſa pas plus long-tems à mon paſſage. Je me ſervis de cette occaſion pour ſortir. Les Religieuſes qui m'avoient conſidéré juſqu'alors avec la plus ſcrupuleuſe attention, reculérent à mon approche, j'avançois toujours, lorſque je fus plus près d'elles, elles ſe mirent à prendre la fuite avec la plus étonnante rapidité, le déſordre fut général, preſque toutes ſe ſignoient, comme ſi elles avoient été frappées de l'apparition de quelque mauvais

'Ange. Toutes à la fin se disper-
ferent, & je restai seul vis à vis
d'une vieille tourriere à qui la
foiblesse de ses jambes n'avoit pu
permettre de suivre les autres.
Elle m'ouvrit la porte en tremblant, & redoublant ses signes
de croix dont elle m'exorcisoit.
Je remontai dans le carosse qui
m'avoit amené, fort mécontent
de mon avanture, & l'esprit accablé des tristes réflexions que je
faisois sur les suites qu'elles pouvoit avoir.

Je faisois les réfléxions les plus
chagrinantes sur cette avanture.
Je ne voyois aucune apparence
de pouvoir remédier à la faute
que mon imprudente précipitation venoit de me faire commettre. La colere de la Baronne
m'effrayoit, sa flamme méprisée
& trahie, la honte d'avoir été
trompée d'une maniere si humi-
liante, l'indignation qu'elle de-

voit reſſentir de mon procédé ;
le déſir de vengeance que devoit naturellement exciter le reſſouvenir d'une injure auſſi ſenſible dans le cœur d'une femme
outragée , toutes ces idées me
faiſoient enviſager la perte de
Silvie, comme un malheur preſque inévitable. Quel coup acca-
blant pour mon amour. Je re-
vois triſtement un malheur qui
me pourſuivoit , & je m'abimois
de plus en plus dans mes pen-
ſées déſeſpérantes , lorſque le
cocher qui me conduiſoit s'avi-
ſa de me demander où nous allions, ſur ce que je lui indiquai
la demeure de la coëffeuſe où il
m'étoit venu prendre , il ſecoua
la tête & me dit d'un ton preſque
familier , en vérité charmante
Demoiſelle, il y a bien loin , &
nous n'y pourrions jamais arriver ſi vous ne me permettez de me
déſalterer. Fais ce que tu voudras,
lui repondis-je en levant la por-

tiere , & me replongeant plus
que jamais dans mes fombres
fpéculations. Au bout d'une de-
mi-heure mon cocher prefque
yvre ouvrit la portiere , & me
préfenta un homme auquel il me
dit qu'il étoit néceffaire que je
payaffe la dépenfe qu'il venoit de
faire. Je fus étonnée d'une pareille impertinence , je fatisfis cependant pour éviter fes colloques
impertinens & ennuyeux ; il remonta fur fon fiege en chance-
lant , & nous ne fûmes pas au
détour de la ruë que l'ébranle-
ment du caroffe agitant le vin
qu'il avoit pris , & lui caufant un
éblouiffement qui lui faifoit fans
doute paroître les objets doubles ,
il paffa une des rouës de fa mi-
ferable voiture fur une borne en
tournant trop court , & me fit
verfer fort rudement. Je revins
de la létargie dans laquelle j'é-
tois abforbé , à cette violente fe-
couffe.

couſſe. On vint m'aider à me dé-
baraſſer, la colere où j'étois aug-
menta ma vivacité naturelle, je
m'élançai légérement hors du
caroſſe, & ſans faire attention à
l'habit que je portois, je m'en-
portai contre le cocher que je
quérellai d'un air peu conforme
à ce que je paroiſſois être. Le
moderne Hippolite qui ſe rele-
voit en jurant d'un tas de boue
dont il étoit tout couvert, & que
ſon trébuchement avoit rendu
de fort mauvaiſe humeur, me
regarda avec l'inſolence d'un
fiacre qui croyoit n'avoir affaire
qu'à une femme, pour laquelle
même il ne penſoit pas devoir
conſerver beaucoup de reſpect,
vû les termes dont je me ſervois
pour exprimer mon reſſentiment,
je continuois toujours cependant
à le traiter avec la derniere hauteur, il s'étoit juſque-là contenu
dans de certaines bornes ; mais

II. Partie.   K

la patience lui échappa, lorſque je vins à le ménacer , il releva fièrement ſon chapeau , & me répondit d'un ton peu religieux. Je ne fus plus maître de ma fureur, je me jettai ſur lui, & lui arrachai ſon foüet, je me préparois déjà à le frapper, un cercle de populace avide & curieuſe nous environnoit, le cocher juroit de la maniere la plus énergique , & moi le foüet levé, quoiqu'il ſemblât redouter peu ma colere , j'allois faire pleuvoir ſur lui un déluge de coups, tout le monde en ſilence attendoit l'événement de cette ridicule diſpute.

Le Duc de.... qui paſſoit dans ce moment, étonné de la nouveauté du ſpectacle, & voulant partager l'admiration commune , fit arrêter ſon équipage pour être ſpectateur d'un combat ſi ſingulier. Cependant l'inégalité des forces des combattans , les habits que je portois, l'inclination que tout honnête homme se sent à obliger le sexe, l'engagerent à interposer son autorité pour prévenir les suites d'une bataille dont l'événement ne paroissoit pas douteux malgré la vigoureuse résolution que je témoignois, il descendit lui-même, & me prenant par la main arrêta la vivacité de mes transports, quoique je m'éforçasse de lui résister pour joindre mon coquin de cocher qui me prodiguoit les termes les moins mésurés, il me fit monter dans son équipage à l'aide d'une partie de ses gens, pendant que l'autre s'empressoit de calmer la fureur du fiacre irrité, & de lui faire entendre raison en le rossant.

Lorsque les premiers mouvemens de ma colere furent un peu calmés, j'envisagai le Duc qui me considéroit attentivement. Je

l'avois vû quelquefois chez Monsieur de Vertain, je le remis sans
peine, pour lui mon déguisement l'empêcha de me reconnoître. Où voulez-vous qu'on vous
reméne, Mademoiselle, me dit-il,
à ce mot de Mademoiselle je rentrai en moi-même. Je me rappellai ce qui s'étoit passé; j'eus
honte de l'état où j'étois, les
habits qui me couvroient a-
voient si peu de rapport avec
l'emportement indécent auquel
ma violence venoit de m'a-
bandonner, que je ne pus m'empêcher d'en rougir. Je regardai
le Duc sans lui répondre. Puis-
je me flatter, poursuivit-il, ma
belle enfant, que vous daignerez
me faire la grace de m'apprendre
votre demeure. Quoique je fusse
de fort mauvaise humeur, je ne
laissai pas de trouver plaisant
qu'on me traitât de ma belle enfant; cette idée réjoüissante me

fit fourire ; comme il continuoit
de m'examiner , il ne laiffa pas
échapper cette faillie de ma joye.
Ce ris équivoque ne lui donna
pas une haute idée de ma vertu ,
il fit réfléxion fur le défordre où
j'étois , & fur la fcene dont il
venoit d'être témoin. Toutes ces
circonftances ramaffées lui firent augurer que j'étois quelqu'u-
ne de ces femmes de facile compofition , & avec lefquelles il ne
faut qu'ébaucher la connoiffance
pour être dans la plus intime familiarité.

Je ne devois pas certainement
avoir une figure fort piquante
fous des habits de femme , mais
l'air de jeuneffe , & ma taille qui
paroiffoit avantageufe toucherent affez le Duc , pour lui faire
regarder la bonne fortune qui lui
étoit préfentée comme un de ces
heureux prefens du hazard que
la prudence ne doit pas laiffer

échapper. Il ne perſiſta pas davantage à vouloir tirer de moi l'a-
veu de ma demeure, voyant que
je m'obſtinois à garder le ſilence
ſur cet article, & tournant la
converſation ſur d'autres objets,
il ſe mit à me débiter les douceurs les plus flateuſes.

Je ne m'étois jamais entendu
dire de galanterie, c'étoit une
choſe toute nouvelle pour moi
d'y répondre, j'eſſayai cependant,
& je m'en tirai aſſez paſſablement
pour une premiere fois. Le Duc
paroiſſoit content de ma façon
de recevoir ce qu'il me diſoit d'o-
bligeant. L'embarras où j'étois
me tenoit lieu de modeſtie, &
jettoient de l'incertitude dans les
jugemens qu'il pouvoit faire de
moi ſur la maniere hardie dont il
m'avoit vû choquer les bienſéan-
ces du ſexe dans mon emportement contre le fiacre. En démen-
tant ainſi ce qu'il avoit pu re-

marquer de trop décidé dans ma premiere promptitude, je me rendois pour lui une énigme d'autant plus difficile à déviner, que rien ne fecondoit fa pénétration. J'éxcitai fa curiofité, il chercha à me développer, & pour cet effet il réfolut de me conduire à une petite maifon qu'il avoit à une lieuë de Paris, & où il alloit lorfque le hazard m'avoit offert à fes yeux. Il dit à fon cocher de continuer fa route. Comme j'étois occupée de ce qu'il me difoit, & que les idées divertiffantes que me caufoit fon erreur fixoient mon attention, je ne m'aperçus de fon deffein que lorfque nous fûmes prêts de fortir de Paris. Je crois, Monfieur, lui dis-je, que votre cocher fe méprend, nous voilà dans la campagne. Laiffez-le nous conduire, reprit il. C'eft pour vous faire prendre un peu l'air, que je lui ai dit de nous conduire ici. La petite émotion dont vous avez été agitée, ne vous permet pas de rentrer chez vous dans le désordre où vous êtes.

Le carosse alloit toujours cependant, & nous ne tardâmes guéres d'arriver à cette maison, azile des plaisirs du Duc. C'étoit dans cette retraite qu'il venoit ordinairement Philosopher sur la volupté, lorsque dégoûté du grand monde, il sentoit son cœur pressé par le besoin de plaisirs plus touchans & moins tumultueux. Ce lieu n'étoit destiné que pour quelques amis que réunissoit la sensualité, & des femmes dont l'humeur douce, & complaisante ne s'effarouchoit pas de la vie aisée qu'on y suivoit.

Il y avoit déja compagnie, lorsque nous arrivâmes; on fit la guerre au Duc de sa négligence. Je porte mon excuse avec moi,
dit-

dit-il en me préſentant ; vous voyez en ma perſonne le modé-le de la Chevalerie, réparateur des torts & des injures. J'ai été obligé de retarder mon arrivée ici, pour tirer cette aimable Prin-ceſſe des mains des plus redouta-bles enchanteurs, & je viens la conduire dans ce Château, juſ-qu'à ce qu'il lui plaiſe de m'or-donner de la faire rentrer dans ſes états.

A ces mots toute l'aſſemblée m'environna, les Cavaliers pro-diguérent à mes charmes pré-tendus les éloges les plus flat-teurs, trois ou quatre femmes aſ-ſez jolies me prévinrent par leurs politeſſes, il me parut qu'elles s'applaudiſſoient du plaiſir de m'a-voir pour compagne. Nous nous embraſſâmes. Vous voyez ma Rei-ne, me dit le Duc, la maniere dont on ſe gouverne ici, & avec quelle eſp ece de gens vous avez à vivre,

II. Partie.   L

il ne tiendra qu'à vous de venir souvent embellir nos fêtes. Nous rappellons dans ce séjour enchanté le premier âge du monde, ce tems heureux où les hommes, soumis aux loix de la simple nature, ignoroient le déguisement & l'artifice. Tout respire icy la tendresse & l'amour ; mais un amour aisé, simple & tel que des gens raisonnables doivent le connoître. A propos, continua-t-il, qu'avez-vous donc fait de notre Héroïne, j'espérois de la trouver ici. Elle est effectivement arrivée, répondit le Chevalier de .... à qui le Duc avoit paru s'adresser ; mais elle dédaigne notre compagnie, au point de s'être enfermée, & de ne vouloir pas absolument nous ouvrir, quelques instances que nous lui en ayons faites. Comment, reprit-il, Chevalier, vous qui êtes un de ses meilleurs amis, vous n'avez rien pu obtenir d'elle , cela me furprend. Et c'eft à moi juftement , repliqua-t'il , qu'elle eft le moins en hu-meur d'accorder des graces. Nous fommes un peu brouillez à la vé-rité , & cela pour un rien , je vais vous en faire juge , bien affuré que raifonnable comme vous l'ê-tes , vous me donnerez gain de caufe. Nous étions tous ici dans les difpofitions les plus favorables du monde & les plus tranquilles, lorfque je me fuis avifé de vou-loir apprendre à ces Dames une chanfon nouvelle, & très-expref-five , toutes l'ont répétée avec moi , elle feule nous regardant froidement fembloit ne pas vouloir daigner nous entendre. Surpris d'un férieux qui me paroiffoit dé-placé , je me fuis hazardé à lui en demander les raifons , mot , je l'ai preffée, point de réponfe, j'ai repris mon couplet , & j'ai voulu la faire chanter avec moi,

L ij

écoutez ces graves paroles , laiſſez-moi , Monſieur le Chevalier ,
m'a-t'elle dit majeſtueuſement , je
déteſte les nudités. Une réponſe
auſſi fiere ma foudroyé je l'a-
voue , cependant après être revenu de mon premier éblouiſſe-
ment , j'ai eſſayé de prendre la
deffenſe de ce qu'elle réprouvoit
avec tant d'injuſtice , admirez la
fatalité de mon étoile , ſoit caprice ou mauvaiſe humeur de ſa part ,
ſoit maladreſſe de la mienne , elle a prétendu que les termes dont
je me ſervois pour lui faire entendre raiſon , étoient encore plus
nuds que les nudités que je voulois juſtifier. Elle s'eſt levée tout
d'un coup, & n'écoutant que ſon
dépit , ſans montrer la moindre
ſenſibilité à nos prieres & à nos
larmes, elle a eu la barbarie d'aller ſe cloîtrer dans une chambre,
d'où je déſeſpére de la pouvoir
tirer d'aujourd'hui. Cela eſt mer-

veilleux, interrompit le Duc, je n'en suis pas cependant surpris, elle est un peu sujette à ces petits caprices, & vous, Chevalier, qui la connoissez, vous êtes plus coupable qu'un autre, de ne pas vous être accommodé au tems, il falloit laisser passer l'instant de mauvaise humeur; mais c'est une affaire faite. Je vais tenter l'avanture, peut-être serai-je plus heureux que vous. Suivez-moi, je veux absolument vous raccommoder ensemble, je n'aime pas à voir les amis en mauvaise intelligence, vous n'êtes pas faits pour vous haïr.

A ces mots ils nous quitterent, & revinrent un instant après accompagnés de cette Dame si scrupuleuse. Cela est beau, lui disoit le Duc, de faire l'enfant comme cela, en verité vous devriez rougir d'une pareille foiblesse. On vous excuse cependant, car il

faut de l'indulgence avec ses a-
mis ; mais c'est à condition que
vous ne vous laisserez plus sur-
prendre par les séductions d'une
ridicule délicatesse , au-dessous
d'une femme aussi sensée que vous
l'êtes. Il est honteux qu'à votre
âge,& avec l'expérience que vous
avez , vous donniez dans des travers qu'un enfant regarderoit
comme indignes de lui. L'opiniâtre Recluse ne répondoit rien à
ces belles exhortations , & se
laissoit conduire en détournant
la tête , & affectant une foible résistance.

Lorsqu'elle se fut approchée
de nous , je reconnus la vertueu-
se Mademoiselle S *** Le Chevalier qui la tenoit par la main ,
& qui étoit un de ceux qui m'a-
voit succédé dans ses bonne graces , s'efforçoit de l'appaiser. Le
Duc s'avançant vers moi, me dit,
voilà, mon adorable, une des fem-

me les plus charmantes de Paris, je veux vous faire contracter amitié avec elle, vous m'aurez obligation de la connoissance que je vous procure. Allons, Mesdames, embrassez-vous, vous, Chevalier, soyez sage, & vivons en paix.

Quoique je ne fusse pas trop disposé à la joie, & que jeusse été charmé de pouvoir réver en liberté. Il fallut cependant me contraindre, & feindre de prendre part au divertissement. Le tumulte étourdit insensiblement, quelque sujet qu'on ait de s'y refuser. Il importune d'abord, on resiste, on veut se recueillir d'avantage, les efforts qu'on fait fatiguent, lassent, rebutent le cœur, se laisse à la fin entraîner au torrent, & sa paresse naturelle lui fait, sans qu'il s'en apperçoive, perdre le mouvement qui lui étoit propre, pour s'accommoder à celui des autres.

On se mit à table, le repas fut gai, je perdis par dégrés le sentiment de douleur qui m'attristoit, en quittant le Convent où j'avois laissé Silvie. Mes inquiétudes s'évanouirent, l'yvresse de joye est une maladie qui se communique. La table étoit un plaisir nouveau pour moi, je n'avois jamais assisté qu'à des repas sérieux, où la bienséance captive les convives, & mesure leurs discours & leurs actions. Ceux avec lesquels j'étois ennemi de l'esclavage de la décence, avoient banni de leurs entretiens, tout ce qui pouvoit empêcher la vivacité, ce n'étoit que saillies & bons mots. Je m'animai comme les autres. La S***. s'attacha à moi, nous nous agaçâmes, quelques verres de vin de Champagne avoient operé sa conversion, elle avoit oublié ce sentiment de modestie qui l'avoit d'abord revoltée contre l'irréverence du Chevalier.	jus-

Jufques-là tout alloit affez bien, lorfque le Chevalier s'avifa de plaifanter avec la S***. fur quelques-uns de fes devanciers dans fa familiarité. La S***. qui étoit de bonne humeur, & qui regardoit ces fortes d'avantures comme autant de bonnes fortunes dont elle devoit fe féliciter, fe prêta au badinage. Je ne fus pas oublié, on tomba fur mon chapitre, je fus traité fans miféricorde. L'impitoyable S***. n'épargna rien. Convenez, lui difoit le Chevalier, qu'à certaines difficultés près, le Marquis de.... étoit aimable, & qu'il a fallu tout l'afcendant de mon étoile pour l'effacer de votre mémoire, parlez fans vous contraindre, pourfuivit-il, voyant qu'elle rioit, je fuis précifément le contraire d'un jaloux, & j'aime à voir rendre juftice au mérite. Seigneur, répondit la S***. d'un ton de douleur ridicule, de quel funeste souvenir venez - vous m'accabler. Le Marquis n'est plus, laissons en paix sa cendre. Il n'est plus, dit le Duc, vous rêvez, il n'y a pas encore long-tems que je l'ai vu chez une de ses parentes. Quand je dis qu'il n'est plus, reprit-elle, j'entends quant à certains égards; vous comprenez bien, & je crois qu'il est inutile de vous faire sentir la distance prodigieuse qu'il y a entre être comme on est ordinairement, & ce qu'il est en effet. Figurez-vous quelque chose qui n'a d'être que l'apparence, & qui n'existe que par miracle.

On peut aisément juger si de pareils discours me mettoit à mon aise. Vous ne riez pas, Mademoiselle, me dit le Chevalier, excusez-moi, lui dis-je d'une voix altérée, j'en ris tout autant qu'il m'est possible. Ce ris n'eſt pas naturel, reprit-il, il faut abſolument que ce Marquis ſoit de vos amis. En tout cas, ajouta la S***. je plaindrois Mademoiſelle, car en vérité je l'ai laiſſée dans l'état le plus déplorable ; il vous eut fait pitié, Chevalier, car vous avez le cœur tendre. Effectivement, reprit-il, votre ſeul récit m'afflige. J'étois ſenſiblement mortifié deſſuyer des railleries ſi cruelles. La colere & la honte dont j'étois tourmenté paroiſſoient ſur mon viſage. Je ne pus m'empêcher de regarder le Chevalier avec des yeux irrités. Mais réellement, pourſuivit-il, je crois qu'un ſoupçon que je n'avois fait que hazarder va bientôt ſe tourner en certitude. Seroit-il bien vrai que vous connoiſſiez aſſez le Marquis pour vous intéreſſer à ſon ſort : je vous demande mille pardons de ce que nous avons dit, ho parbleu, cela est trop divertissant, ajouta-t-il, je ne veux pas cependant que vous soyez fâchée contre moi. Je défire au contraire d'être de vos amis, & vous ne pouvez me refufer, car il est écrit que je trouverai grace devant toutes les femmes qui lui veulent du bien. Demandez à Mademoifelle S***. c'eft ma deftinée. En difant cela le Chevalier fe leva de fa place, & vint fe mettre auprès de moi un genouil en terre.

J'étouffois cependant, & ma fureur étoit fur le point d'éclater. Le Chevalier voulut m'embraffer, comme je le repouffois, & que j'étois renverfé fur mon fiége, je fis tomber une tabatiere qui étoit fur la table, il s'empreffa de la relever, fa main s'égara, il ne fut plus en ma puiffance de diffimuler mon reffentiment, je me levai de table, je

faifis

saisis l'épée du Duc qui étoit auprès de moi, & je fondis avec
fureur sur le Chevalier. Allons,
lui criai-je, Monsieur, songez à
vous défendre.

Au mouvement que je fis en
mettant l'épée à la main, tout le
monde se leva de table avec précipitation, on se mit au-devant
de moi. Les efforts qu'on fit
pour me désarmer, firent tomber
ma coëffure, mes cheveux qui
étoient fort longs se repandirent
sur mes épaules. La S***. fut la
premiere à me reconnoître. Que
vois-je, s'écria-t-elle, c'est le
Marquis de.... j'étois fâché d'ê-
tre reconnu, il n'y avoit plus
moyen cependant de se déguiser
davantage. Le Duc qui se mit au-
ssi-tôt entre le Chevalier & moi,
arrêta notre premier feu, il nous
engagea à nous remettre à table,
& fit tant par ses raisons que
j'oubliai mon ressentiment contre

le Chevalier, qui lui-même honteux de son imprudence, s'em-
pressa de la réparer à force de
politesses. Le bruit cessa, la se-
renité reparut, on ne songea plus
qu'à terminer la journée agréablement, je revins à Paris sur le
soir, & ayant repris mes habits
ordinaires, je rentrai chez mon
oncle, laissant le Duc fort curieux du sujet de mon déguisement, & avec promesse de le
revoir quelques jours après.

Fin de la seconde Partie.

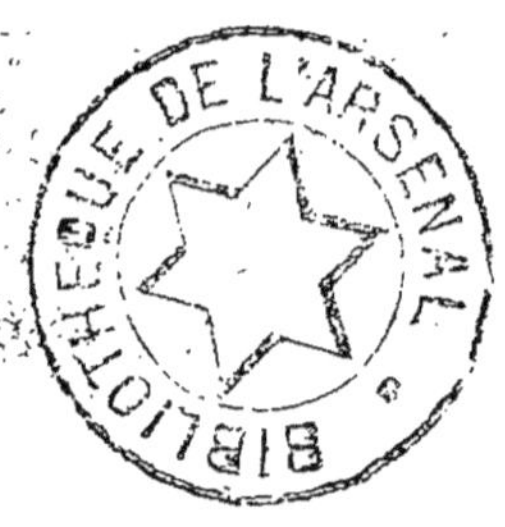